KETOGENE DIÄT

SCHLANK OHNE HUNGER – WIE SIE ABNEHMEN UND TROTZDEM GENIEẞEN

Tom Schmidt

2. Auflage

ISBN-13: 978-1537387550

ISBN-10: 1537387553

Inhalt

Einführung

Ich möchte Ihnen danken und gleichzeitig gratulieren, das Buch „Ketogene Diät: Schlank ohne Hunger - Wie Sie abnehmen und trotzdem genießen" gekauft zu haben.

Lassen Sie mich raten, dies ist nicht Ihr erster Versuch, Gewicht zu verlieren. Sie haben sicherlich schon einmal eine dieser Wunderdiäten ausprobiert, in denen Ihnen unglaubliche Erfolge in kürzester Zeit versprochen wurden. Vielleicht haben Sie sogar schon einmal eine Abnehm-Pille getestet oder einen sündhaft teuren Bauch-weg-Gürtel im Homeshopping bestellt. Und, hatten Sie Erfolg?

Ich bin mir sicher, dass Sie keinen Erfolg hatten. Aber die Abnehm-Industrie hatte ihn. Laut dem Magazin „Stern" hatte die Branche im Jahr 2012, alleine im europäischen Raum, einen geschätzten Umsatz von 100 Milliarden Euro. Ein ganzer Industriezweig spezialisiert sich auf Diätprodukte.

„Gesunde Ernährung sollte vor allem fettarm sein" – ein Irrglaube.

Der Trend begann in den 70er Jahren in den USA. Den Lebensmitteln wurde das Fett gestrichen und stattdessen mit Zucker nachgeholfen, um wenigstens ein wenig Geschmack zu erhalten. Am Ende waren jedoch gleich viel oder sogar mehr Kalorien in den Produkten enthalten. Es wurde suggeriert, dass Fett für eine schlechte Ernährung, Übergewicht und Krankheiten steht. Dieses Marketing war durchaus erfolgreich: Schnell etablierten sich die fettreduzierten Produkte in den amerikanischen Haushalten. Mittlerweile befinden wir uns im 21. Jahrhundert und können Bilanz ziehen. Laut der US-Gesundheitsbehörde CDC leiden mehr als 30 % der US-Amerikaner an Adipositas (Fettleibigkeit), in den 70er Jahren waren es laut der Framingham Heart Study nur rund 14 %. Die Forschung geht davon aus, dass der Höhepunkt damit noch nicht erreicht ist und der Anteil an fettleibigen Personen auf 42 % in den nächsten 40 Jahren steigen wird.

Doch woher kommt dieser Irrglaube?

Der Energiebaustein (Makronährstoff) Fett ist der Baustein mit der höchsten Energiedichte und besitzt somit die meisten Kalorien pro Gramm. Jedoch ist dies, im Hinblick auf das Körpergewicht, nicht ausschlaggebend. Entscheidend ist, nicht mehr Energie aufzunehmen, als man tatsächlich an einem Tag verbraucht. Das klingt sehr einfach und das ist es eigentlich auch. Das Problem: Es lässt sich mit Einfachheit innerhalb der Ernährung kein Geld verdienen und durch eine Verkomplizierung schafft die Branche Raum für neue „Produktinnovationen“.

Die kohlenhydratarme Ernährung ist keine neue Erfindung. Schon die Steinzeitmenschen vor Millionen von Jahren waren fast ausschließlich auf eine fett- und eiweißreiche Kost angewiesen. Auch heute noch gibt es Völker auf unserer Erde, die ihren Kalorienbedarf mehrheitlich durch Fette und Eiweiße decken (welche übrigens zum Teil eine höhere Lebenserwartung aufweisen als wir). Die typischen westlichen Zivilisationserkrankungen wie Diabetes, Krebs und Herzinfarkte treten in diesen Stämmen so gut wie gar nicht auf.

Mit erhöhtem Fett- und Proteinkonsum abnehmen – Die ketogene Diät

In diesem Buch wird es also um die sogenannte ketogene Diät gehen, welche auf einem fast vollständigen Verzicht von Kohlenhydraten basiert. Ich werde Ihnen diese Form der Diät einleitend vorstellen und Ihnen die Vorgänge im menschlichen Körper erklären. Anschließend möchte ich Ihnen die Vorzüge der Diät aufzeigen, aber Sie auch über Probleme und Risiken informieren. Des Weiteren werde ich mit Ihnen, einen auf Sie zugeschnittenen Ernährungsplan entwerfen, welcher vor allem eins ist: im Alltag praktikabel. Zu guter Letzt erhalten Sie als Bonus 20 ketogene Rezepte, welche Sie in Ihren Plan einbauen können.

Viel Spaß!

Kapitel 1

Grundlagen der ketogenen Diät

Menschen und Tiere beziehen ihre Energie über die Nahrungsaufnahme in Form von Kohlenhydraten, Fetten und Proteinen (Eiweißen). Diese sogenannten Makronährstoffe sind essenziell und bilden zusammen mit der Wasseraufnahme die Grundlage des menschlichen Stoffwechsels. Die **Deutsche Gesellschaft für Ernährung (DGE)** empfiehlt für einen gesunden Erwachsenen eine Makronährstoffzusammensetzung von 55 % Kohlenhydraten, 30 % Fetten und 15 % Proteinen. Kohlenhydrate sind somit der Hauptenergieträger der menschlichen Ernährung und werden häufig über Lebensmittel wie Brot, Nudeln, Kartoffeln oder Reis aufgenommen. Während der Verdauung werden die Kohlenhydratmoleküle zu Glukose (umgangssprachlich: Traubenzucker) abgebaut bzw. umgewandelt. Diese gewonnene Glukose steht dem Organismus als Energiequelle zur Verfügung (z. B. für Gehirnaktivitäten oder zur Muskelarbeit) oder wird im Körper als Glykogen (Speicherform der Glukose) eingelagert.

Wie funktioniert die Diät?

Bei einem Kohlenhydratmangel greift der Körper nun auf seine Energiereserven zurück. Das hauptsächlich in der Leber gespeicherte Glykogen wird in Glukose aufgespalten und dient als Energielieferant. Dieser Speicher ist in der Regel nach circa einem Tag aufgebraucht, sodass der Körper auf alternative Energieträger ausweichen muss. Er wechselt in den sogenannten **Hungerstoffwechsel**. Innerhalb dieses Prozesses werden Ketonkörper aus zerkleinerten Fettsäuren hergestellt und in der Leber abgebaut. Die Ketonkörper werden vom menschlichen Körper nun als neue primäre Energiequelle anstelle der Glukose genutzt. Überschüssige Ketonkörper werden nicht eingespeichert, sondern über den Urin oder die Atemluft ausgeschieden. So lässt sich ganz einfach über einen Urintest nachweisen, ob man sich im Zustand der Ketose befindet oder nicht. Als Nachweismittel dienen Teststreifen, welche man in der Apotheke oder im Internet kaufen kann (Produktempfehlung: „Ketostix“ – 50 Stück kosten ca. 7.00€).

Das Grundprinzip einer ketogenen Diät basiert demzufolge auf dem **Vorgang der Ketose**, bei dem durch eine starke Kohlenhydratreduktion der Körper auf alternative Energieträger zurückgreifen muss. Dabei spielen Fettsäuren eine entscheidende Rolle, da aus ihnen Ketonkörper gewonnen werden, welche optimal vom Körper als Energielieferant genutzt werden können. **Kohlenhydrate sind damit nicht erforderlich um Energie zu erhalten.** Sobald sich der Körper auf diese Ernährungsform eingestellt hat, kann er aus Fetten sehr effizient Energie gewinnen. Zu Beginn der Ernährungsumstellung kann die Ketose jedoch sehr leicht unterbunden werden. Bereits kleine Mengen von Kohlenhydraten sorgen für einen Anstieg des Insulinspiegels im Blut und dieser blockt die Produktion der Ketonkörper. Ebenso kann ein zu hoher Proteinanteil für einen ausbleibenden Effekt sorgen. Bei Nährstoffmangel können Proteine ebenfalls als Energielieferant dienen, indem sie in einem speziellen Vorgang zu Glukose umgewandelt werden.

Aus diesem Grund, sollte insbesondere in der Anfangsphase darauf geachtet werden, sich strikt an die Vorgaben der Diät zu halten. Abgewandelte Diätformen wie z. B. die Atkins-Diät oder die Anabole Diät basieren übrigens auf dem gleichen Low-Carb-Prinzip (geringere Kohlenhydratzufuhr).

Vorteile der ketogenen Diät

Nachdem Sie das Prinzip der ketogenen Ernährung verstanden haben, möchte ich Ihnen die Vorzüge dieser Ernährungsform aufzeigen. Hierbei kommt es speziell auf Ihre Ziele an. Grundsätzlich unterscheidet man zwischen Diäten zur Gewichtsänderung und Diäten zur Krankheitsbehandlung. Die ketogene Diät hat sowohl Vorteile in der Gewichtsabnahme, als auch in der medizinischen Behandlung und kommt daher in beiden Gebieten zum Einsatz.

Ketogene Ernährung als schnelles Mittel zur Gewichtsreduktion

Ein sehr großer Vorteil der ketogenen Diät sind schnelle Resultate. Bereits in den ersten Tagen ist eine **Gewichtsabnahme von bis zu drei Kilogramm** möglich, da das eingelagerte Wasser der Glykogenspeicher ausgeschieden wird. Diesen Effekt machen sich häufig Kraft- und Kampfsportler vor Wettkämpfen zu Nutze, um möglichst schnell an Gewicht zu verlieren. Doch unser eigentliches Ziel ist der Fettabbau. Dieser wird durch den niedrigen

Blutzuckerspiegel (schwache Ausschüttung des Hormons Insulin) stark beschleunigt und neue Fettreserven werden so gut wie gar nicht eingelagert.

Durch die hohe Proteinzufuhr wird der Abbau von Muskelmasse verhindert. Bei vielen anderen Diäten kommt es zu einem „Verbrennen" der Muskulatur als Nebeneffekt der Fettverbrennung. Dadurch sinkt der Energiebedarf, da weniger Muskeln logischerweise weniger Energie benötigen. Im ersten Moment führen diese Diäten zu einer Gewichtsreduktion, jedoch auf lange Sicht ist das Ergebnis eher ernüchternd: Häufig tritt der oft erwähnte „Jo-Jo-Effekt" auf, da es an Muskulatur fehlt, welche die aufgenommene Energie verbrennen kann. Zusätzlich führt die Diät zu einem netten Nebeneffekt: Den lästigen Heißhunger, welcher aus Blutzuckerschwankungen resultiert, gibt es so gut wie gar nicht mehr.

Ein Gewichtsverlust ist dadurch schnell möglich und motiviert, die Diät weiter durchzuführen. Auf lange Sicht ist die ketogene Diät der beste Weg, um eine gute Figur zu bekommen und diese auch zu halten.

Vorteile der ketogenen Diät im medizinischen Bereich

Die ketogene Diät wird seit längerer Zeit auch aus medizinischen Gründen angewandt. Grundsätzlich hat eine Gewichtsreduktion und damit einhergehend eine Vermeidung von Fettleibigkeit (Adipositas) viele positive Auswirkungen. Das Erkrankungsrisiko für **Herz-Kreislauf-Erkrankungen, Diabetes mellitus (Zuckerkrankheit), Fettstoffwechselstörungen** oder **Bluthochdruck** wird reduziert und die jeweiligen Personen fühlen sich oft leistungsfähiger und wacher.

Doch kann mir die ketogene Diät bei bereits vorhandenen Erkrankungen helfen? Ja, das kann sie durchaus bei bestimmten Krankheiten. Fest steht, dass unsere Ernährung einen großen Einfluss auf den Verlauf einer Erkrankung hat. Oftmals fehlt es leider an klaren, wissenschaftlichen Belegen. Mit der ketogenen Diät kann die Industrie kaum Geld verdienen, da alles was man braucht, im Supermarkt erhältlich ist. Folglich gestaltet sich die Finanzierung von Ernährungsstudien schwierig. Dennoch möchte ich Ihnen im Folgenden angewandte Praktiken und bestehende Erkenntnisse zu einzelnen Erkrankungen vorstellen.

Insbesondere bei neurologischen Erkrankungen wird diese spezielle Diät seit Jahren angewandt. Bereits im Jahre 1921 entdeckten Forscher der Mayo-Klinik, dass eine kohlenhydratarme Ernährung, einhergehend mit erhöhtem Fett- und Proteinkonsum, die Anzahl der Krampfanfälle bei Epileptikern stark verringerte. Im Johns Hopkins Hospital in Baltimore (USA) wurde eine modifizierte Version der ketogenen Diät gegen **schwer therapierbare Epilepsien** mit Erfolg eingesetzt. Dabei gab es eine Therapie-Erfolgsrate von knapp 50 % bei Kindern. Seitdem wird die Diät in etwa 45 verschiedenen Ländern praktiziert und auch in Deutschland hält die Diät in immer mehr Kliniken Einzug, beispielsweise im Universitätsklinikum Freiburg, in dem sich die Therapie bei etwa der Hälfte der behandelten Patienten als effektiv herausgestellte. Des Weiteren gibt es Hinweise darauf, dass sich die Ernährungsform positiv auf **Alzheimer** und **Parkinson** auswirkt. In Tierversuchen wurden erste Erfolge erzielt. Alzheimer wird durch eine Einschränkung der Nervenzellen im Gehirn verursacht. Das verantwortliche Blockade-Protein Amyloid konnte bei Mäusen durch die ketogene Diät um rund ein Viertel reduziert werden. Aussagekräftige Erfolge beim Menschen wurden aufgrund geringer Teilnehmerzahlen noch nicht dokumentiert.

Auch bei **Migräne, multipler Sklerose (MS), Demenz und Depression** wirkte sich eine Ernährungsumstellung häufig positiv auf den Krankheitsverlauf aus. Gründe für die positive Wirkungsweise werden im Gehirn vermutet. Die bei der Diät auftretenden Ketonkörper hemmen die Hyperaktivität der Nervenzellen und steigern die Zellatmung im Gehirn.

Seit einiger Zeit werden auch Krebspatienten mit kohlenhydratarmer Ernährung behandelt. Befürworter vermuten, dass **Tumorzellen** ihre Energie aus Glukose gewinnen und Fette so gut wie gar nicht verstoffwechselt werden. Mit einer Ernährungsumstellung auf den ketogenen Ansatz soll daher der Energiehahn der Tumorzellen abgedreht und folglich das Wachstum gehemmt werden. Gesunde Zellen hingegen können weiterhin ihre Energie aus den Ketonkörpern (sprich aus den Fetten) gewinnen und werden somit nicht negativ beeinflusst. Bis zum heutigen Tage existiert kein eindeutiger wissenschaftlicher Beweis für diese These, jedoch wurde das Tumorwachstum bereits in Tierversuchen verlangsamt.

Speziell bei **Darmkrebs** vermutet man eine starke Korrelation. In einer Befragung von mehr als 1.000 Patienten des gleichen Darmkrebsstadiums aus den USA konnte festgestellt werden, dass Patienten mit einer vergleichsweise geringen Kohlenhydratzufuhr weniger Rückfalle und deutlich bessere Überlebensraten aufwiesen. Der Effekt war vor allem bei übergewichtigen Patienten (Body Mass Index (BMI) > 25) festzustellen, bei denen das Risiko einer kohlenhydratreichen Ernährung doppelt so hoch lag wie bei einer kohlenhydratarmen Ernährung. Dennoch ist es derzeit noch zu früh, Rückschlüsse auf einen klaren Zusammenhang zu ziehen.

Ich weise an dieser Stelle ausdrücklich darauf hin, dass es sich hierbei **NICHT** um eine medizinische Beratung meinerseits handelt. Falls Sie eine ketogene Ernährung zur Behandlung einer Erkrankung in Erwägung ziehen, sollten Sie dies vorher unbedingt mit Ihrem behandelnden Facharzt besprechen.

Probleme einer ketogenen Ernährung

Wie bei allen anderen Formen einer Diät, kann es auch bei der ketogenen Ernährung zu Nebenwirkungen und Problemen kommen. Insbesondere in der Anfangsphase, in der der Stoffwechsel in die Ketose wechselt, gibt es unangenehme Begleiterscheinungen. Diese sind in der Regel zeitlich begrenzt und schon nach ein paar Tagen treten so gut wie keine Nebenwirkungen mehr auf.

Müdigkeit und Erschöpfung

Während der ersten Tage der Diät stellt sich der Körper auf einen neuen Stoffwechsel um. In dieser Phase kann es zu verstärkter körperlicher Erschöpfung und Müdigkeit kommen. Keine Panik, dies ist ganz normal und wird sich schnell bessern, sobald der Körper sich auf die Ketonkörper als Energiequelle eingestellt hat. Anschließend berichten viele Absolventen sogar von mehr Energie und einer besseren Konzentrationsfähigkeit als noch vor der Diät.

Verdauungsprobleme

Bei der ketogenen Diät ist es unabdingbar, dem Körper Ballaststoffe zuzuführen. Ballaststoffe sind sehr wichtige Bausteine der menschlichen Verdauung, da sie die Darmtätigkeit anregen und Krankheiten vorbeugen. Durch die wenigen aufgenommenen Kohlenhydrate werden dem Körper jedoch kaum noch Ballaststoffe zugeführt und dies führt letztendlich zur

Verstopfung. Um ausreichend versorgt zu sein, sollten Sie darauf achten, ballaststoffreiche Lebensmittel wie Nüsse und Samen zu essen. Doch hierbei ist Vorsicht geboten: Viele dieser Lebensmittel, wie beispielsweise Getreide, Hülsenfrüchte oder Obst, enthalten große Mengen Kohlenhydrate. Deshalb sollte unbedingt darauf geachtet werden, dass die Kohlenhydratzufuhr nicht ausartet (mehr dazu in Kapitel 2 Schritt 3).

Mund- und Körpergeruch

Ein negativer Nebeneffekt der Ketose ist ein starker Mund- und Körpergeruch. Dabei handelt es sich um restliche Ketonkörper, welche über die Haut und die Atemwege ausgeschieden werden. Ketonkörper bestehen aus drei Verbindungen: Acetoacetat, 3-Hydroxybutyrat und Aceton. Das letztgenannte Aceton ist für die unangenehmen Gerüche verantwortlich. Dennoch sollte gesagt sein, dass das beschriebene Phänomen nicht immer auftritt und sich bei einer stabilen Ketose mit der Zeit reduziert. Der beste Tipp gegen unangenehmen Geruch: Viel Flüssigkeit zu sich nehmen, denn dadurch werden die Ketonkörper über den Urin ausgeschieden. Falls es doch mal riechen sollte: regelmäßig duschen, Zähne putzen und bewährte Drogerieartikel wie Mundwasser, Deodorant oder ein einfaches Kaugummi nutzen.

Mangel an Vitaminen, Mineralien und Spurenelementen

Neben Makronährstoffen (Kohlenhydrate, Proteine und Fette) spielen die sogenannten Mikronährstoffe eine ebenso große Rolle während einer Diät. Leider sind sich dessen nicht alle Diätenden bewusst und so kommt es zu häufigen Mangelerscheinungen. Lösung: Es sollten direkt bei der Erstellung des Ernährungsplans mikronährstoffreiche Lebensmittel integriert werden.

Warum sind Mikronährstoffe so wichtig?

Im Gegensatz zu Makronährstoffen liefern Mikronährstoffe keine Energie an den Körper. Dennoch sind sie enorm wichtig, da sie viele Körperfunktionen unterstützen und aufrechterhalten. Nachfolgend finden Sie eine Übersicht mit den wichtigsten Mikronährstoffen, deren Funktionen im Körper und eine Liste mit Nahrungsmitteln, in denen sie enthalten sind.

Mineralstoffe und Spurenelemente:

Magnesium

- Wichtig für: Muskel- und Nervenfunktion
- Nahrungsmittel: Nüsse, grünes Gemüse, Fleisch, Fisch, Milchprodukte
- Empfohlene Tagesdosis: 375mg

Kalzium

- Wichtig für: Stärkung der Zähne und Knochen
- Nahrungsmittel: Milchprodukte, Nüsse, Gemüse
- Empfohlene Tagesdosis: 800mg

Kalium

- Wichtig für: Wasser- und Säure-Basen-Haushalt
- Nahrungsmittel: Fleisch, Gemüse
- Empfohlene Tagesdosis: 2.000mg

Zink

- Wichtig für: Immunsystem, Wundheilung und als Enzymbestandteil
- Nahrungsmittel: Fleisch, Fisch, Ei, Milchprodukte
- Empfohlene Tagesdosis: 10mg

Eisen

- Wichtig für: Sauerstofftransport im Blut
- Nahrungsmittel: Fleisch (insbesondere Leber), Spinat, Champignons, Mandeln, Sesam
- Empfohlene Tagesdosis: 14mg

Jod

- Wichtig für: Schilddrüsenfunktion und Regulation des Energiestoffwechsels
- Nahrungsmittel: Meeresfische, Speisesalz, Milchprodukte
- Empfohlene Tagesdosis: 150µg

Vitamine:

Vitamin A

- Wichtig für: Immunsystem, Sehfunktion, Wachstum
- Nahrungsmittel: Salat, Paprika, Spinat, Butter, Eigelb, Schweineleber
- Empfohlene Tagesdosis: 800µg

Vitamin B1

- Wichtig für: Herz- und Nervensystem
- Nahrungsmittel: Fleisch, Fisch, Sonnenblumenkerne
- Empfohlene Tagesdosis: 1,2mg

Vitamin B2

- Wichtig für: Coenzym für Fett- und Proteinverwertung
- Nahrungsmittel: Fleisch, Fisch, Gemüse, Milchprodukte
- Empfohlene Tagesdosis: 1,5mg

Vitamin B6

- Wichtig für: Proteinstoffwechsel und Nervensystem
- Nahrungsmittel: Fleisch, Fisch, Gemüse, Milchprodukte (insbesondere Käse)
- Empfohlene Tagesdosis: 1,4mg

Vitamin B12

- Wichtig für: Bereiche des Nervensystems, Stoffwechsels, Blutbildung und Entgiftung
- Nahrungsmittel: Fleisch, Fisch, Eier
- Empfohlene Tagesdosis: 3µg

Vitamin C

- Wichtig für: Körpereigenes Abwehrsystem
- Nahrungsmittel: Brokkoli, Citrusfrüchte, Paprika, Kohl
- Empfohlene Tagesdosis: 80mg

Vitamin D

- Wichtig für: Fördert die Kalziumaufnahme für Knochenstärkung
- Quellen: Fisch, Eier, Pilze und durch Sonnenlicht
- Empfohlene Tagesdosis: 5µg

Vitamin E

- Wichtig für: Schutz der Zellen und Antioxidans
- Nahrungsmittel: Pflanzenöle, Ei, Nüsse
- Empfohlene Tagesdosis: 12µg

Folsäure

- Wichtig für: Zellwachstum, Erbsubstanz (speziell während der Schwangerschaft)
- Nahrungsmittel: Brokkoli, Spinat, Leber
- Empfohlene Tagesdosis: 200µg

Pantothensäure

- Wichtig für: Körperzellen und Fettstoffwechsel
- Nahrungsmittel: Pilze, Brokkoli, Blumenkohl
- Empfohlene Tagesdosis: 6mg

Zusätzlich können qualitativ hochwertige Nahrungsergänzungsmittel benutzt werden, jedoch wohldosiert und nur, wenn Sie es über die normale Nahrungsaufnahme nicht schaffen ihren Tagesbedarf zu decken. Um dies überhaupt nachprüfen zu können, raten wir Ihnen zu sogenannten Tracking-Apps wie z. B. MyFitnessPal. Damit haben Sie jederzeit im Blick, wie es um Ihre Makro- und Mikronährstoffe bestellt ist (mehr dazu in Kapitel 4).

Übersäuerung

Durch den erhöhten Konsum tierischer Produkte innerhalb der ketogenen Diät, kann es zu einer Übersäuerung des Körpers kommen. Eine Übersäuerung äußert sich durch allgemeines Unwohlsein, Antriebslosigkeit und Müdigkeit. Wichtig ist daher, sich ausgewogen zu ernähren und stets seinen Säure-Basen-Haushalt zu überwachen.

Erst einmal ist es wichtig zu verstehen, was es überhaupt heißt, übersäuert zu sein. Jedes Lebensmittel beeinflusst unseren Säure-Basen-Haushalt, welcher stets in einem Gleichgewicht (Blut pH-Wert = 7,4 / Urin pH-Wert = 6,5) sein sollte. Es gibt somit säurebildende Lebensmittel (z. B. Eier, Fleisch, Fisch und die meisten Milchprodukte) im pH-Wert-Bereich von 0-7 und basenbildende Lebensmittel (z. B. grünes Gemüse oder Früchte) im Bereich 7-14. Einen pH-Wert unter 7 nennt man sauer, gleich 7 neutral und größer 7 basisch.

Während der ketogenen Diät greifen wir oftmals auf tierische Produkte zurück, um unseren erhöhten Fettbedarf zur Ketonkörperbildung zu decken und ausreichend Proteine zu konsumieren. Deshalb ist es unabdingbar, während der Diät an basische Lebensmittel zu denken und diese in den Ernährungsplan zu integrieren. Zusätzlich sollten Sie viel trinken.

Wie messe ich meinen pH-Wert?

Für die Messung des pH-Wertes gibt es unterschiedliche Methoden. Am einfachsten ist es, über Teststreifen den pH-Wert des Urins festzustellen. Diese Teststreifen gibt es in der Apotheke oder im Internet. Der Säuregehalt des Urins schwankt je nach Tageszeit, Nahrung und psychischer Verfassung. Um verlässliche Daten zu erhalten, sollten Sie an verschiedenen Tagen und zu verschiedenen Zeiten (nach den Mahlzeiten) messen. Gesunde Werte liegen morgens zwischen 6,2 und 6,8 und abends zwischen 6,8 und 7,4. Treten Abweichungen auf, sollten Sie mit den entsprechenden Lebensmitteln entgegenwirken. Bei einer gesunden Ernährung und Einhaltung der Regeln kommt es im Normalfall zu keinem Ungleichgewicht.

Falsche Ausführung und Abbruch der Diät

Die wohl größte Schwierigkeit bei der ketogenen Diät liegt darin, dass sehr viele Teilnehmer die Diät vorzeitig abbrechen oder sie nicht korrekt ausführen. Jede Ernährungsumstellung fordert sehr viel Disziplin und Motivation, um die persönlichen Diätziele zu erreichen. Insbesondere bei der ketogenen Ernährung wirken sich Fehler umgehend negativ aus, da schlicht und einfach der Zustand der Ketose unterbrochen wird.

Daher der Leitspruch: **Ganz oder gar nicht**, denn die Ketose findet erst statt, wenn alle Glykogenspeicher komplett geleert sind. Deshalb sollten Sie sich zu 100 % an Ihren Diätplan halten. Sogenannte „Cheat-Days“ sind absolut tabu. Wertvolle Tipps und Tricks, die Ihren Diätalltag erleichtern, finden Sie im Kapitel 4.

Kapitel 2
In 5 Schritten zum eigenen Ernährungsplan

Nachdem Sie nun wissen, was die ketogene Diät überhaupt ist, möchte ich mit Ihnen zusammen einen Ernährungsplan erstellen. Es gibt im Internet und in Magazinen bereits vorgefertigte Ernährungspläne, von denen ich allerdings nicht sehr viel halte. Erstens sind diese Pläne meist zu oberflächlich, da sie nicht auf die verschiedenen Voraussetzungen der Diätenden eingehen und zweitens sind sie oftmals nicht praktikabel. Dort wird mit Rezepten und Mengenangaben hantiert, ohne überhaupt zu wissen, welchen Energiebedarf oder welche Essgewohnheiten die Person hat. Denn: Nicht jeder hat morgens Lust und Zeit ein „Himbeer-Bananenbrot mit Chia-Samen" zu backen.

Nachfolgend gehe ich mit Ihnen die wichtigsten fünf Schritte eines Ernährungsplans durch. Mein Ziel ist es, mit Ihnen gemeinsam einen Plan zu entwickeln, der:

- ✓ ketogen- und alltagstauglich ist,
- ✓ auf Ihre Bedürfnisse angepasst werden kann und
- ✓ Sie jederzeit wissen, was sie machen.

Grundlage des Ernährungsplans ist das **Kalorienzählen**. Falls Sie darauf keine Lust haben, können Sie folgende Grundregel anwenden: Essen Sie am Tag weniger als 30g Kohlenhydrate, viele Proteine und gesunde Fette, so lange, bis Sie sich satt fühlen. So einfach ist das? Nein ist es eigentlich nicht. Aus Erfahrung weiß ich allerdings, dass es Personen gibt, die absolut keine Zeit und Lust haben, sich mit Ihrer Ernährung zu beschäftigen und trotzdem eine Diät durchführen wollen. Ich empfehle allerdings insbesondere in der Anfangsphase die Nahrungsmittel mithilfe von Apps zu tracken, um einen Überblick über Gesamtkalorien und Nährstoffverteilungen zu bekommen. Sie werden bereits nach kurzer Zeit ein Gefühl dafür bekommen, was und wie viel Sie am Tag essen müssen, um erfolgreich abzunehmen. Pi mal Daumen ist definitiv einfacher, jedoch ist **der einfachste Weg bekanntlich nicht immer der Beste**.

Im Anschluss an die 5 Schritte erhalten Sie einen kompletten Ernährungstag als Beispiel und 7 Keto-Hacks, die Ihren Diät-Alltag erleichtern werden. Im letzten Kapitel (Kapitel 5) gebe ich Ihnen 20 Rezept-Ideen mit auf den Weg, die Sie in Ihren Plan integrieren können.

Schritt 1 – Ihr Ziel

Bevor eine Diät gestartet wird, sollte klar sein, was man damit überhaupt bezwecken möchte. Abnehmen? Muskeln aufbauen? Zunehmen? Ich bin mir relativ sicher, dass Sie **abnehmen** möchten und werde deshalb meinen Leitfaden darauf ausrichten.

Falls Sie die ketogene Diät zum Muskelaufbau nutzen möchten, weise ich hier auf die sogenannte „Atkins-Diät" hin, welche eine abgewandelte Form darstellt und deutlich besser zum Aufbau von Muskulatur geeignet ist. Weiterführende Informationen dazu finden Sie im Internet. Im Falle einer medizinischen Verwendung, können Sie sich an diesem Plan orientieren, jedoch sollten Sie diesen zwingend mit Ihrem behandelnden Mediziner besprechen.

Schritt 2 – Energiebilanz

Dieser Abschnitt wird vielleicht etwas theoretisch, aber er bildet die absolute Grundlage jeder Diät. Sie können noch so tolle Diäten mit super Rezepten durchführen und jeden Tag zum Sport gehen – wenn Ihre Energiebilanz (anders gesagt: der Kalorienbedarf) nicht stimmt, werden Sie Ihr Ziel nicht erreichen.

<u>Grundregel:</u>

Ein Kalorienüberschuss (aufgenommene Energie > verbrauchte Energie) führt zu einer **Gewichtszunahme** und ein Kaloriendefizit (aufgenommene Energie < verbrauchte Energie) zu einer **Gewichtsabnahme**. Wenn Sie dies verstanden haben, sind Sie schon mal der Mehrheit der Diätenden einen Schritt voraus!

Die Energie wird dabei über unsere Nahrung aufgenommen und durch unseren Körper verbraucht. Der Energieverbrauch findet allerdings nicht nur bei Aktivitäten statt, bei denen wir uns bewegen (Leistungsumsatz). Ebenso die Aufrechterhaltung der menschlichen Körperfunktionen benötigt einen nicht vernachlässigbaren Anteil an Energie, den sogenannten Grundumsatz.

Berechnung Ihres täglichen Kalorienbedarfs

Für die Berechnung Ihres täglichen Kalorienbedarfs empfehle ich Ihnen das Internet. Dort gibt es zahlreiche Anbieter, bei denen Sie kostenlos und in wenigen Minuten Ihren Gesamtumsatz (= Grundumsatz + Leistungsumsatz) ermitteln können (Tagesbedarfsrechner: www.fitforfun.de | www.tk.de | www.onmeda.de). Bei dieser Option können Sie das nächste Kapitel mit Ihrem berechneten Gesamtumsatz einfach überspringen. Alternativ verwenden Sie bitte die nachstehende Harris-Benedict-Formel, die bereits 1918 erfolgreich verwendet wurde.

Grundumsatz bei Männern (Kalorien pro Tag):

Grundumsatz = 66,47 + (13,7 * Körpergewicht in kg) + (5 * Körpergröße in cm) – (6,8 * Alter in Jahren)

Grundumsatz bei Frauen (Kalorien pro Tag):

Grundumsatz = 655,1 + (9,6 * Körpergewicht in kg) + (1,8 * Körpergröße in cm) – (4,7 * Alter in Jahren)

Beispielrechnung für eine 30-jährige Frau, 1,70m groß und 71kg schwer:

655,1 + (9,6 * 71) + (1,8 * 170) – (4,7 * 30) = Grundumsatz = 1.501,7

Der Grundumsatz ist der erste Schritt zum Kalorienbedarf. Da Sie sich höchstwahrscheinlich innerhalb eines Tages bewegen und nicht nur im Bett liegen, müssen Sie nun Ihren Leistungsumsatz bestimmen. Dies geschieht über den **PAL-Faktor** (Englisch: Physical Activity Level) und lässt sich anhand der nachstehenden Übersicht herleiten:

- Schlafen: **0,95**
- Ausschließlich Sitzen oder Liegen: **1,2**
- Sitzende Tätigkeit mit geringer oder keiner körperlichen Belastung in der Freizeit z. B. ein Job im Büro: **1,4 – 1,5**

- Sitzende Tätigkeit mit gelegentlichen stehenden oder gehenden Aktivitäten z. B. Schüler, Studenten, Fließbandarbeiter oder Kraftfahrer: **1,6 – 1,7**
- Größtenteils gehende oder stehende Tätigkeit z. B. Hausfrauen, Verkäufer, Kellner, Handwerker oder Mechaniker: **1,8 – 1,9**
- Körperlich anstrengende berufliche Arbeit z. B. Landwirte, Leistungssportler oder Bergleute: **2,0 – 2,4**

Versuchen Sie sich in dieses Schema so gut es geht einzuordnen. Anschließend multiplizieren Sie Ihren bereits berechneten Grundumsatz (im Beispiel: 1.501,7 Kalorien) mit Ihrem persönlichen PAL-Faktor und Sie erhalten als Ergebnis Ihren Gesamtumsatz. In unserem Beispiel arbeitet die Dame als Verkäuferin in einem Supermarkt und räumt regelmäßig Regale ein. Ihr Belastungslevel befindet sich im Bereich 1,8 – 1,9. Da sie jedoch überwiegend an der Kasse sitzt, wählen wir den unteren Wert von 1,8. Ihr Gesamtumsatz berechnet sich aus 1.501,7 * 1,8 = 2.703 kcal.

Was sagt mir nun dieser Wert?

Wenn die Dame an einem Tag Lebensmittel mit einer Energie von 2.703 Kalorien zu sich nimmt, würde ihr Gewicht mehr oder weniger stagnieren. Bei einem Kalorienüberschuss (bspw. 3.000 kcal) würde sie zunehmen und bei einem Kaloriendefizit (bspw. 2.500 kcal) abnehmen.

So weit so gut. Durch diese Berechnungsmethode haben Sie nun Ihren persönlichen Gesamtumsatz ausgerechnet. Dieser wird im Laufe Ihrer Diät sicherlich variieren, da Sie an Gewicht verlieren werden und sich eventuell sportlich betätigen. Bei größeren Gewichtssprüngen (2 – 3 kg) können Sie selbstverständlich Ihren Energiebedarf neu berechnen.

Schritt 3 – Aufteilung der Makronährstoffe

Im dritten Schritt wird es nun um die genaue Zusammensetzung der Energieträger gehen. Die ketogene Diät basiert auf dem folgenden System:

- Ca. 5 % der aufgenommenen Energie soll aus Kohlenhydraten kommen (jedoch nicht mehr als 30g)
- 30 % - 40 % aus Proteinen
- Und mindestens 60 % - 70 % aus Fetten

Wichtig dabei ist der geringe Wert an Kohlenhydraten, welcher nicht überschritten werden darf (ansonsten wird die Ketose unterbrochen). Fette und Proteine können variieren, aber wie bereits besprochen, sollte der Proteinwert nicht zu stark abweichen, da auch Proteine den Prozess der Ketose unterbrechen können.

Wie berechne ich jetzt den realen Wert meiner Makronährstoffe? Ganz einfach! Entweder Sie nutzen speziell dafür entwickelte Ernährungs-Apps (Kapitel 4) oder Sie berechnen es ganz einfach manuell:

- Ca. 5 % aus Kohlenhydraten = 0,05 * Gesamtumsatz
- 30 % - 40 % aus Proteinen = 0,3 – 0,4 * Gesamtumsatz
- 60 % - 70 % aus Fetten = 0,6 – 0,7 * Gesamtumsatz

Den Gesamtumsatz haben Sie bereits berechnet und sollten diesen auf Ihr persönliches Ziel ausrichten. Wenn Sie abnehmen wollen, sollten Sie also einen Gesamtumsatz in die Formel einsetzen, welcher einem Kaloriendefizit (in unserem Beispiel > 2.703 kcal) entspricht und unterhalb Ihres eingangs berechneten Wertes liegt. Genau gegenteilig verhält es sich, wenn Sie zunehmen wollen (Beispiel: > 2.703 kcal).

In unserem Beispiel möchte die Dame abnehmen und wählt daher eine Kalorienanzahl von 2.500 (203 kcal im Energiedefizit). Ihr Kaloriendefizit sollte nicht größer als 500 kcal sein (Richtwert). Die Makronährstoffverteilungen berechnen sich daraus wie folgt:

- Ca. 5 % aus Kohlenhydraten = 0.05 * 2.500 = 125 kcal
- 30 % - 40 % aus Proteinen = 0,30 * 2.500 = 750 kcal
- 60 % - 70 % aus Fetten = 0,65 * 2.500 = 1.625 kcal

Die unterschiedlichen Makronährstoffe besitzen verschiedene Energiedichten:

- 1 Gramm Kohlenhydrate besitzt eine Energiemenge von 4 Kalorien
- 1 Gramm Proteine besitzt eine Energiemenge von 4 Kalorien
- 1 Gramm Fett besitzt eine Energiemenge von 9 Kalorien

Wie Sie sehen, ist Fett unser größter Energieträger (relativ auf 1 Gramm bezogen). Um nun die genauen Gewichtsangaben der Makronährstoffe Ihres Ernährungsplans zu ermitteln, müssen Sie einfach die oben berechneten Werte durch die Energiemenge pro Gramm teilen. Die Makronährstoffverteilung unseres Beispiels wäre demnach:

- Kohlenhydrate = 125 kcal / 4 = ~~31g~~ (wichtig: maximal **30g** Kohlenhydrate aufnehmen!)
- Proteine = 750 kcal / 4 = **188g**
- Fette = 1.625 kcal / 9 = **181g**

Um Sie schon einmal zu beruhigen: Die Rechnerei hat vorerst ein Ende. Ich hoffe, dass Sie mir bis hierhin folgen konnten. Im vierten Schritt wird es nun darum gehen, Ihnen geeignete Lebensmittel zu empfehlen.

Schritt 4 – Lebensmittelauswahl

Nachdem Sie die Nährstoffverteilung für sich festgelegt haben, geht es nun darum, mit welchen Lebensmitteln Sie Ihren täglichen Kalorienbedarf am besten abdecken können. Dabei sollte es neben den Makronährstoffen ebenso um die nicht zu vernachlässigenden Mikronährstoffe gehen. Des Weiteren gibt es innerhalb einer Nähstoffgruppe signifikante Unterschiede. Folgende Grundregeln sollten befolgt werden:

- Verwenden Sie möglichst unverarbeitete Lebensmittel und vermeiden Sie gesalzene Produkte (z. B. gesalzene Nüsse oder Fleisch)
- Obst, wenn überhaupt nur in kleinen Mengen konsumieren (enthalten viele Kohlenhydrate)
- Viel grünes Gemüse in Ihren Plan einbauen (enthält große Menge an Ballaststoffen, Vitaminen und Mineralstoffen)
- Ausschließlich frisches Fleisch verwenden
- Darauf achten, ausreichend Wasser zu trinken – **Zwei Liter täglich sind optimal!**

Die besten fettreichen Lebensmittel für die ketogene Diät

Fett ist der Ausgangspunkt der ketogenen Ernährung und macht den Hauptteil der Diät aus. Daher sollten Sie gut überlegen, welche Fette Sie in Ihren Ernährungsplan aufnehmen. Wichtig ist, dass eine Balance aus Omega-

6 und Omega-3 Fettsäuren besteht. Der Normalverbrauer hat in der Regel einen Überschuss an Omega-6 Fettsäuren und sollte sich daher auf die Omega-3-Fettsäuren fokussieren. Diese reduzieren nachweislich das Risiko für Herz-Kreislauf-Erkrankungen, Entzündungen und neurologische Störungen.

Die besten Omega-3-Fettsäuren stammen aus Fischprodukten. Wer keinen Fisch mag, kann alternativ mit Lein-, Walnuss- oder Rapsöl nachhelfen. Eine weitere Option bieten Nahrungsergänzungsmittel wie z. B. Fischölkapseln (mehr dazu in Schritt 5). Darüber hinaus sollten sich einfach und mehrfach ungesättigte Fettsäuren im Gleichgewicht befinden. Ein Drittel sollte einfach ungesättigt und ein Drittel mehrfach ungesättigt sein. Einfach ungesättigte Fettsäuren sind z. B. in Avocados, Haselnüssen oder Oliven- und Rapsöl enthalten, mehrfach ungesättigte z. B. in Rind- und Schweinefleisch oder in Sonnenblumenöl. Das andere Drittel wird über gesättigte Fettsäuren, wie z. B. Butter, Sahne, Käse oder Wurst aufgenommen. Ein weiterer nützlicher Tipp: Meiden Sie industriell verarbeitete Fette und greifen Sie stattdessen auf naturbelassene Fette wie z. B. Butter oder kaltgepresste Öle zurück.

Die besten proteinreichen Lebensmittel für die ketogene Diät

Die Proteine spielen die Hauptrolle beim Erhalt Ihrer Muskulatur und gehören in jeden ketogenen Diätplan. Unsere Muskelzellen bestehen aus Aminosäure-Strukturen, welche der Körper nicht eigens herstellen kann und über die Nahrung aufnehmen muss.

Die besten Proteinquellen sind Fleisch, Fisch, Eier, Meeresfrüchte, Milchprodukte und Hülsenfrüchte. Bitte achten Sie vor allem bei Milchprodukten und Hülsenfrüchten auf den Kohlenhydratanteil. Besonders beliebt sind Proteinshakes, da Sie speziell für Naschkatzen eine super Alternative zu Süßigkeiten bieten und dabei unseren Körper mit hochwertigen Aminosäuren versorgen. Genauere Informationen dazu im nächsten Schritt des Ernährungsplans.

Die besten Kohlenhydrat-Lebensmittel für die ketogene Diät

Die besten Kohlenhydrate sind **keine Kohlenhydrate**. Sie werden schnell merken, dass die maximal 30g Kohlenhydrate am Tag bereits durch fett- und proteinreiche Nahrung aufgenommen werden, sodass Sie im eigentlichen

Sinne gar keine Lebensmittel für den Konsum von Kohlenhydraten kaufen müssten. Wenn Sie auf den „täglichen Apfel" nicht verzichten wollen, besteht kein Grund, sich diesen verbieten zu lassen. Solange Sie Ihre Ketose im Auge behalten, sollte dies kein Problem sein.

Die Top Lieferanten für Mikronährstoffe

Die Mikronährstoffe sind für den Körper so wichtig wie die Zahnräder eines Uhrwerks. Ohne sie bewegt sich gar nichts. Sie sind essenziell als Werkzeuge des Stoffwechsels, Entgiftungshelfer, haben eine große Bedeutung im Säure-Basen-Haushalt und sind Bestandteile des Stütz- und Bindegewebes. Durch den Wegfall vieler Obst- und Gemüsesorten, wird die ketogene Diät häufig kritisiert. Tatsächlich kann es bei Nichteinhaltung der „Regeln" zu Mangelerscheinungen kommen und im schlimmsten Fall zu ernsthaften Erkrankungen. Deshalb gilt: Halten Sie sich unbedingt an die empfohlenen Tagesdosen der Deutschen Gesellschaft für Ernährung e.V. (kurz: DEG, Informationen dazu unter https://www.dge.de/wissenschaft/referenzwerte/). Mittlerweile gibt es günstige Nahrungsergänzungsmittel für Vitamine, Mineralstoffe und Spurenelemente in allen Apotheken und den meisten Drogerien.

Im Bonus-Kapitel finden Sie Lebensmitteltabellen, welche Ihnen eine gute Übersicht über hilfreiche Lebensmittel innerhalb der ketogenen Diät bieten. Sie stellen nur eine Empfehlung dar und können von Ihnen gerne ergänzt werden. Viele Wege führen nach Rom: Es gibt tausende Lebensmittel die Sie kombinieren können, ganz nach Ihren Vorlieben. Eine Vielzahl leckerer Rezept-Ideen finden Sie im fünften Kapitel.

Um Ihnen einen groben Überblick zu geben, welche Lebensmittel Sie unbegrenzt essen dürfen, bei welchen Sie aufpassen sollten und welche gar nicht gegessen werden sollten, habe ich Ihnen nachfolgend eine Übersicht erstellt.

Die All-You-Can-Eat- Liste

Folgende Lebensmittel haben einen so geringen Kohlenhydratanteil, dass Sie sich keine Sorgen machen müssen, wie viel Sie von denen essen. Ich gehe an dieser Stelle mal davon aus, dass Sie Lebensmittel nicht kiloweise essen.

- Fleisch und verarbeitete Fleischprodukte wie Salami, Schinken und Würstchen
- Eier
- Fisch und Meeresfrüchte
- Käse (Hüttenkäse, Hartkäse, Weichkäse etc.)
- Sahne
- Butter und Margarine
- Sämtliche Öle (Oliven-, Kokos-, Raps-, MCT-, Leinöl etc.)
- Schmalz
- Mayonnaise
- Remoulade
- Nüsse wie z. B. Macadamias, Walnüsse, Haselnüsse, Erdnüsse
- Samen und Kerne (Sonnenblumenkerne, Pinienkerne, Kürbiskerne, geschrotete Leinsamen, Chiasamen etc.)
- Süßungsmittel wie Stevia, Erythritol
- Zwiebeln, Oliven, Salate, Zucchini, Auberginen, Spargel, Pilze, Sauerkraut, Radieschen, Gurke, Spinat, Artischocken, Sellerie, Lauch, Sprossen etc.

Die Aufpassen-Liste

Bei den nachstehenden Lebensmitteln sollte man nicht hemmungslos zugreifen. Sie enthalten überwiegend mehr als 5g Kohlenhydrate auf 100g. Dennoch kann man sie in Maßen in die alltägliche Ernährung einbauen ohne dabei die Ketose zu gefährden.

- Früchte aller Art wie Äpfel, Kirschen, Birnen, Beeren, Mandarinen, Orangen, Zitronen, Grapefruits, Kiwi, Mangos, Granatäpfel, Wassermelone, Honigmelone, etc.
- Gemüse wie Paprika, Süßkartoffeln, Kartoffeln, Karotten, Erbsen, Tomaten, Mais etc.
- Cashews

Die Verboten-Liste

Einige Produkte haben in einer ketogenen Ernährung einfach nichts zu suchen. Vielleicht sind Sie jetzt etwas geschockt, da viele von Ihnen diese Produkte normalerweise täglich auf ihren Tellern finden. Es ist einfach zu riskant diese Produkte in den Ernährungsplan aufzunehmen, da sie bereits in kleineren Mengen zu einer Unterbrechung der Ketose führen können.

- Brot, Reis, Nudeln, Bohnen, Quinoa, Amaranth, Haferflocken, Linsen, Couscous, Polenta
- Kuchen und Kekse
- Müsli
- Alkohol (Bier, Cider, Wein, Spirituosen)
- Diät-Getränke aller Art (Zero, Light, Life)
- Milch, Kaffee-Fertigprodukte, Eis, normaler Joghurt, Pudding, Soja-Milch, Reis-Milch
- Süßigkeiten (Schokolade, Chips, Riegel, Popcorn, Gummibärchen, Bonbons, etc.)
- Vorgefertigte Dressings und Soßen
- Limos
- Fettreduzierte Produkte (häufig statt Fett mit Kohlenhydraten aufgebessert!)

Schritt 5 – Nahrungsergänzungsmittel (Supplemente)

Im fünften und letzten Schritt Ihres Ernährungsplans geht es um Nahrungsergänzungsmittel. Doch braucht man diese überhaupt? **Nein, man braucht definitiv keine Nahrungsergänzungsmittel**. Sehr viele vermeintliche Experten und Ratgeber predigen dies zwar, jedoch steckt dahinter oft das Marketing des eigenen Produkts. Dennoch gibt es Personen, die es einfach nicht schaffen ihren persönlichen Nährstoffbedarf zu decken. Oftmals sind sie durch den Alltag stark eingebunden oder anderweitig gestresst. Also vielleicht doch sinnvoll? Das nachfolgende Kapitel zeigt Ihnen, welche Nahrungsergänzungsmittel wirklich brauchbar sind und welche für Sie persönlich nicht infrage kommen.

Da sich jede Person unterschiedlich ernährt, kann ich Ihnen leider nicht genau sagen, ob Sie in einem bestimmten Bereich einen Mangel haben. Bei Unsicherheiten empfehle ich Ihnen, mit Ihrem Arzt zu sprechen. Dieser kann individuelle Mängel am verlässlichsten identifizieren und Ihnen zu bestimmten Nahrungsergänzungsmitteln raten. Dennoch gebe ich Ihnen ein paar häufige Bereiche vor, in denen es zu Schwierigkeiten kommen kann. Die aufgelisteten Produkte gibt es in Online-Shops, Apotheken und den größeren Drogerie-Ketten.

Omega-3-Fettsäuren

Wenn Sie kein Fischesser sind und Samen oder Kerne für Sie nur ins Vogelfutter gehören, dann rate ich Ihnen, Omega-3-Fettsäuren zu supplementieren. Studien haben gezeigt, dass mindestens 250mg reine Omega-3-Fettsäuren pro Tag vom Körper benötigt werden. Möglichkeiten der Supplementierung bieten Fischöl-Kapseln oder Krillöl-Fettsäuren, welche teurer sind, jedoch eine bessere biologische Verfügbarkeit aufweisen. Bitte achten Sie bei der Dosierung auf die Verbraucherhinweise in der Gebrauchsanweisung.

Hinweis: Oftmals enthalten 100 % Fisch- oder Krillöl nicht 100 % Omega-3-Fettsäuren. Bitte bei der Dosierung darauf achten.

<u>Mangelerscheinungen:</u> Nerven- und Sehstörungen, Konzentrationsschwächen, Schlafstörungen und Muskelschwäche

Magnesium

In den ersten Tagen und Wochen der Diät kommt es häufig zu einem Magnesiummangel. Schuld daran ist die Ernährungsumstellung und damit einhergehend weniger Getreideprodukte und Obst. Insbesondere bei starker sportlicher Belastung kann ich Ihnen die Unterstützung durch Magnesium-Präparate ans Herz legen. Allgemein empfohlen werden 375mg Magnesium pro Tag, welche Sie über Tabletten, Dragées, Pulver oder Brausetabletten zu sich nehmen können. Häufig werden kombinierte Produkte angeboten, in denen zusätzlich eine Tagesdosis Kalzium integriert wurde.

<u>Mangelerscheinungen:</u> nächtliche Wadenkrämpfe, Lidflattern und Muskelverspannungen

Vitamine

Ebenso sinnvoll wie die Magnesium-Supplementierung ist der Einsatz von Vitamin-Präparaten. Weniger Obst und Gemüse bedeutet gleichzeitig weniger zugeführte Vitamine. Ich rate Ihnen, möglichst viele Vitamine über kohlenhydratarme Gemüse- und Salatsorten aufzunehmen. Falls Sie es dennoch nicht schaffen, Ihren Bedarf zu decken, empfehle ich Ihnen ein Multivitamin-Präparat. Dies hat den Vorteil, dass Sie mehrere Vitamine in Tagesdosierungen zu sich nehmen. Viele isolierte Vitamin-Präparate (wie z.

B. Vitamin C) weisen unsinnige Dosierungen von teilweise über 300 % des Tagesbedarfes auf. Bei vielen Vitaminen ist dies nicht weiter schlimm, jedoch gibt es Vitamine, bei denen die sogenannte Hypervitaminose (übermäßige Zufuhr eines bestimmten Vitamins) sich negativ auswirken kann. Dies sind insbesondere die fettlöslichen Vitamine wie Vitamin A, D, E und K. Bei den restlichen wird die Überdosierung in der Regel über die Niere wieder ausgeschieden.

Die Überdosierung von Vitamin A

Von einer wirklich gefährlichen Hypervitaminose kann man nur ab einer 50 bis 100-fachen Überdosierung sprechen oder bei langen Überdosierungen über mehrere Jahre. Eine schwedische Studie hat gezeigt, dass eine langfristig zu hohe Vitamin A Aufnahme zu vermehrten Knochenbrüchen im Alter führen kann. Des Weiteren kann es zu folgenden Vergiftungserscheinungen kommen:

- Kopfschmerzen
- Müdigkeit
- Schwindelgefühl
- Appetitlosigkeit
- Übelkeit bis hin zu Erbrechen
- Hautprobleme

Kann man an einer Vitamin A Hypervitaminose sterben? Ja, es gab durchaus schon Menschen, die an einer Überdosis Vitamin A gestorben sind, jedoch überwiegend durch die Langzeitwirkungen der Vergiftungen. Wissenschaftler fanden heraus, dass 3000 mg pro Tag (das wären bspw. mehr als 80 Eier pro Tag, also keine Angst) die ersten medizinischen Folgen nach sich ziehen (von Person zu Person unterschiedlich, Richtwert!).

Überdosierung Vitamin B

Beim Vitamin B spricht man ab einer Menge von 500 mg pro Tag von einer Hypervitaminose. Symptome sind häufig nervlich bedingte Erscheinungen wie kleineren Gefühlslosigkeiten in den Gliedmaßen bis hin zu kompletten Lähmungen. Überdosierungen sind jedoch beim menschlichen Körper kaum möglich, da überschüssige Mengen sehr schnell ausgeschieden werden.

Überdosierung Vitamin D

Die häufigsten Probleme mit Vitamin D resultieren aus Überdosierungen über einen längeren Zeitraum (größer 0,1 mg pro Tag). In dieser Zeit kommt es durch die erhöhte Aufnahme zu einer steigenden Kalziumkonzentration im Blut. Das Kalzium sammelt sich dort an und hat anschließend ab einem bestimmten Level negative Auswirkungen auf unsere Niere (Bildung von Nierensteinen oder gar ein kompletter Ausfall der Niere sind möglich).

Überdosierung Vitamin E

Durch die normale Nahrungsaufnahme kann es auch beim Vitamin E nicht zu einer Überdosierung kommen. Dennoch besteht die Gefahr solch eine Hypervitaminose durch Präparate zu erleiden. Experten sagen, dass man ab einer Langzeitdosierung von 800 mg täglich von einer Vergiftung sprechen kann, welche häufig zu Übelkeit, Kopfschmerzen und einer erhöhten Blutungsneigung führen kann. Amerikanische Forscher fanden in einer Studie heraus, dass Menschen, welche keine Vitamin E Präparate zu sich nehmen, im Durchschnitt länger leben (selbst ohne Überdosierung!). Deshalb würde ich Ihnen grundsätzlich keine Vitamin E Präparate empfehlen.

Überdosierung Vitamin K

Dieses Vitamin ist wichtig für die Gerinnung des menschlichen Blutes und kann bei einer Überdosierung zu Erbrechen und Übelkeit führen. Die Folgen dieser Vergiftungserscheinungen können bis hin zum Tod führen. Durch die Unregelmäßigkeiten innerhalb der Blutversorgung kann es dazu kommen, dass bestimmte Medikamente nicht ausreichend im Körper wirken und somit eine weitere Gefahr besteht. Wissenschaftler fanden heraus, dass Überdosierungen von Vitamin K insbesondere für Neugeborene gefährlich sein können.

Mangelerscheinungen:

- **Vitamin A**: Trockene Haut und Haarausfall
- **Vitamin B1**: Kreislaufprobleme, Kopfschmerzen, Verdauungsprobleme
- **Vitamin B2**: Risse im Mundbereich, brennende Augen
- **Vitamin B6**: Entzündungen der Mundschleimhaut, Appetitlosigkeit, Übelkeit

- **Vitamin B12**: Müdigkeit, Schwindel, Appetitlosigkeit
- **Vitamin C**: Müdigkeit, allgemeine Leistungsschwäche, Wundheilungsstörungen
- **Vitamin D**: Nachlassende Knochenfestigkeit, schlechte Zähne, Nervosität
- **Vitamin E**: Blutarmut, trockene Haut, Müdigkeit, Konzentrationsschwächen
- **Vitamin K**: Spontane Blutungen

Proteine

Meiner Meinung nach gehören Proteinshakes nicht in eine ketogene Ernährungsweise. Diese sollte langfristig ausgerichtet sein und die nötigen Proteine aus natürlichen Quellen stammen.

Der klassische Proteinshake wird sehr oft mit dem Muskelaufbau im Kraftsport oder Bodybuilding assoziiert. Dennoch: Auch beim Abnehmen unterstützt er in manchen Fällen. An erster Stelle schützen die Proteine die Muskulatur während der Diät. Wie bereits beschrieben, schaffen es manche Personen nicht, Ihren Bedarf an Eiweißen zu decken. Speziell in der Anfangszeit ist es eine echte Umgewöhnung so viele Fleisch- und Milchprodukte zu sich zu nehmen.

Darüber hinaus kann so ein Shake eine ganze Mahlzeit innerhalb der ketogenen Diät ersetzen, da er sehr sättigend ist und viele wertvolle Proteinverbindungen bereitstellt. Falls Sie während der Diät einmal Lust auf etwas Süßes haben, können Sie ganz einfach zum Shake greifen, den es in unzähligen Geschmacksrichtungen, wie beispielsweise Vanille, Schokolade, Erdbeere, Pina Colada, Mango oder Popcorn, gibt. Die Auswahl ist mittlerweile riesig und leider möchte jeder mit eigenen Shakes Geld verdienen.

Welches Proteinpulver sollten Sie also kaufen?

Achten Sie bitte bei der Auswahl Ihres Proteinpulvers darauf, dass es möglichst wenige Kohlenhydrate enthält. Daher sollten Sie sich, wenn überhaupt, für ein sogenanntes Whey Protein Isolat entscheiden. Diese sind zwar ein wenig teurer als ein normales Whey Protein, aber enthalten einen höheren Proteinanteil. Von Produkten aus Supermärkten und Drogerien würde ich die Finger lassen, da diese oft überteuert sind und qualitativ nicht das halten, was sie versprechen.

Wie der Name es schon vermuten lässt, stellen diese Produkte eine Ergänzung ihrer Ernährung dar und sollten dies auch bleiben. Versuchen Sie deshalb bitte nicht, sich nur noch von Proteinshakes, Fischöl-Kapseln und Vitaminpräparaten zu ernähren.

Kapitel 3
Ein ketogener Beispiel-Tag

Damit Sie nun eine Vorstellung davon bekommen, wie man mit diesen Ernährungsvorgaben genau arbeitet, werde ich Ihnen einmal einen Beispiel-Tag anhand der „Beispiel-Dame" der vorangegangenen Rechnungen erläutern. Erinnern Sie sich bitte an folgende Makronährstoffverteilung (basierend auf einem täglichen Energieumsatz von 2.500 kcal):

- Kohlenhydrate = 30g
- Proteine = 188g
- Fette = 181g

„Frühstück ist die wichtigste Mahlzeit des Tages!"

Diesen Spruch hören Sie sicher nicht zum ersten Mal. Ganz falsch ist er nicht, jedoch denke ich, dass alle Mahlzeiten gleich wichtig sind. Falls Sie gerne ausgiebig frühstücken, sollten Sie das auch während der Diät tun. Fehlt Ihnen am Morgen die Zeit dafür, können Sie Ihren Ernährungsplan dementsprechend anpassen und mehr zum Mittag oder Abend essen. Das sogenannte zeitbezogene Einteilen von Mahlzeiten (Nährstoff-Timing) spielt eine untergeordnete Rolle und sollte daher vernachlässigt werden. Ihr Ernährungsplan ist auf **Einfachheit** und **Praktikabilität** ausgerichtet. Er muss langfristig Ergebnisse liefern und sollte daher nicht zu komplex sein, ansonsten haben Sie bereits nach einer Woche keine Lust mehr!

Das Beispiel-Frühstück: Bacon-Omelett (eine Portion)

- 3 Scheiben Bacon:
- 1 Frühlingszwiebel
- 3 Eier (Klasse M)
- 3 EL Schlagsahne
- Halber EL Öl
- Salz und Pfeffer

Nährwertangaben für 1 Portion:

605 kcal | 5g Kohlenhydrate | 50g Fette | 34g Proteine

Das Beispiel-Mittag: Gebackener Schafskäse mit Gemüse und Hähnchen (eine Portion)

- 150g Schafskäse
- 150g Hähnchenbrust
- 50g Cherrytomaten
- 50g Zucchini
- 50g Grüne Paprika
- 40g Geriebener Käse
- 1 EL Olivenöl
- Oregano, Pfeffer, Knoblauch

Nährwertangaben für 1 Portion:

903 kcal | 6g Kohlenhydrate | 62g Fette | 78g Proteine

Das Beispiel-Abendbrot: Eisbergsalat mit Avocado und Ei (eine Portion)

- 150g Eisbergsalat
- 100g Avocado
- 1 EL Zitronensaft
- 1 Frühlingszwiebel
- 2 EL Olivenöl
- 2 gekochte Eier (Klasse M)
- Salz, Pfeffer, Kräuter

Nährwertangaben für 1 Portion:

612 kcal | 10g Kohlenhydrate | 40g Fette | 19g Proteine

Die Beispiel-Snacks: Nüsse und ein Proteinshake

- 25g Walnüsse
- 25g Macadamia-Nüsse
- 30g Whey Protein Isolat mit Schoko-Geschmack

Nährwertangaben für 1 Portion:

463 kcal | 3g Kohlenhydrate | 35g Fette | 32g Proteine

Das ergibt am Ende des Tages:

- Kohlenhydrate: 24g
- Fett: 187g
- Protein: 163g
- Kalorien: 2.583 kcal

Sie werden merken, dass man niemals ganz genau seine Vorgaben einhalten kann. Darum geht es auch gar nicht! Wichtig ist, dass Sie im Zustand der Ketose verbleiben, also Ihre Kohlenhydrate unter 30g reduzieren und überwiegend gesunde Fette zu sich nehmen. Es kann durchaus sein, dass Sie nach einer gewissen Zeit gar keinen Hunger mehr verspüren und zum Abendessen keine normale Portion mehr schaffen. Das ist überhaupt kein Problem! Entweder essen Sie dann gar nichts mehr oder nur noch eine Kleinigkeit (ein paar Nüsse oder ein bisschen Käse). Weitere Rezept-Ideen finden Sie im letzten Teil des Buches.

Kapitel 4

Keto-Hacks - 7 Tipps, die Ihren Diät-Alltag erleichtern

Das folgende Kapitel dreht sich um einfache Tipps und Tricks, mit denen Sie Ihre Diät garantiert durchstehen werden. Oftmals kommt man in schwierige Situationen, in denen man nicht mehr weiß, wie man sich an seine Diät halten kann. Ob im Büro mit den Kollegen, auf Reisen mit der Familie oder ganz einfach auf der nächsten Geburtstagsrunde im Restaurant - mit den nachstehenden Ratschlägen meistern Sie die kleinen Hürden jeder Diät und kommen sicher ans Ziel.

Hilfreiche Smartphone-Apps

Jeder kennt es: Es ist umständlich und nervenaufreibend seinen Kalorienbedarf zu ermitteln und täglich seine Lebensmittel zu notieren. Da nicht jeder Spaß am Rechnen hat, gibt es dafür mittlerweile zahlreiche Apps für Android -und iOS-Smartphones. Die von mir empfohlenen Apps wurden von mir getestet und für gut befunden. Ich werde von den dahinterstehenden Firmen nicht gesponsert oder entschädigt.

Eine App die ich persönlich täglich verwende ist **MyFitnessPal**. Mit dieser App kann man seinen Kalorienbedarf ganz einfach berechnen, seine Lebensmittel eingeben (mit integriertem Scanner für die Barcodes der Lebensmittelverpackungen) und Gewichtsveränderungen dokumentieren. Am besten finde ich die Makro- und Mikronährstoffübersichten. So haben Sie ständig einen Überblick, welche Nährstoffe Sie noch benötigen bzw. bereits zu sich genommen haben. Zusätzlich können Sie die App ebenso auf Ihrem PC nutzen, indem Sie sich auf der Website einloggen. Alternative Apps mit ähnlichem Funktionsumfang sind: FatSecret, Noom Coach, Fddb, YAZIO oder CaloryGuard.

Die größte Innovation auf dem Kalorien-App-Markt ist momentan die App „Meal Snap". Mit dieser App können Sie ein Foto Ihrer Mahlzeit machen und die App sagt Ihnen nach kurzer Zeit, wie viel Kalorien Sie zu sich genommen haben. Wie kann das sein? Magie? Nein, dahinter stecken User, welche für eine kleine Provision die Nahrungsmittel auf den geschossenen Bildern identifizieren und deren Kalorienwerte bestimmen. Die Angaben sind jedoch häufig ungenau und können durch das Hinzufügen von Stichwörtern präzisiert werden.

Falls Sie gerne Spazieren gehen oder anderen Sport treiben, haben Sie die Möglichkeit, Ihren genauen Kalorienverbrauch zu berechnen und diesen in Ihre Tagesbilanz einfließen zu lassen. Eine nützliche App für einfaches Gehen ist **MapMyWalk**, welche sich sogar mit MyFitnessPal synchronisieren lässt. Die Apps Runtastic, Runkeeper und Gymondo sind für intensivere sportliche Aktivitäten bestens geeignet und ebenfalls zu empfehlen.

Eine gute App speziell für die ketogene Diät habe ich leider noch nicht ausfindig machen können. Ich persönlich nutze häufig die App **Chefkoch.de**, um leckere Rezepte zu entdecken. Dort einfach mal über die Stichwörter „keto" oder „low carb" suchen und Sie werden auf sehr leckere Rezept-Ideen stoßen. Alternativen zu Chefkoch.de sind mealy und die Smartphone App von ESSEN & TRINKEN.

Diät-Dokumentation

Für viele Leute ist es schwer nachzuvollziehen, welche Fortschritte sie während der Diät gemacht haben, warum sich kein Erfolg einstellt oder sich zu erinnern, welche Ziele sie sich am Anfang der Diät gesetzt haben. Daher kann es hilfreich sein, eine Art Tagebuch zu führen. Folgende Punkte können Sie in Ihr Tagebuch aufnehmen:

- Gewichts- und Körpermessungen (inkl. Foto-Updates)
- Kalorienbilanzen
- Trinkmengen
- Speisepläne und Rezepte
- Sportliche Aktivitäten inkl. Energieverbrauch
- Zielsetzungen
- Allgemeine Stimmungen (Nebenwirkungen etc.)

Die Vorteile sind einleuchtend: Sie sehen Ihren Fortschritt anhand von Gewichts- und Körpermaßveränderungen, können nachvollziehen warum Sie zu- oder abnehmen und identifizieren die Auslöser von Nebenwirkungen (z. B. haben Sie plötzlich Verdauungsprobleme: Mithilfe der

Lebensmitteldokumentation können Sie nachvollziehen, welche Lebensmittel dafür verantwortlich sein könnten oder ob ein Mikronährstoffmangel daran schuld ist). Sie sehen Ihre körperlichen Veränderungen und können diese durch Daten belegen. Dies gibt Ihnen zusätzliche Motivation!

Es macht zwar ein wenig Arbeit, ein solches Tagebuch zu führen, jedoch wird dieser Aufwand am Ende mit einem erhöhten Durchhaltevermögen belohnt.

Ich empfehle Ihnen das Tagebuch ebenfalls über eine App zu führen. Mobile Anwendungen wie MyFitnessPal, Noom Coach, Lifesum und YAZIO bieten leichte Bedienbarkeit und interessante tages- bzw. wochenbezogene Auswertungen. Alternativ können Sie einfach Microsoft Excel benutzen und dort mithilfe von Tabellen Ihre Daten eingeben.

Zeitsparer – 7 schnelle Keto-Lebensmittel, die Sie pur genießen können

Hartgekochte Eier

Wenn's mal schnell gehen muss, können Sie einfach fertige, hartgekochte Eier im Supermarkt kaufen. Häufig werden diese bunt gefärbt und in der Osterzeit verkauft. Mittlerweile führen die großen Lebensmittelmärkte diese über das ganze Jahr hinweg in Ihrem Sortiment.

Würstchen

Ob die klassische Wiener Wurst, Bockwurst oder die von vielen geliebte BiFi – Würste gehen immer! Sie müssen nur auf Ihre Kohlenhydrate achten, welche meist nur in geringen Mengen in den Produkten enthalten sind.

Käsesnacks

Ja, richtig gehört! Käse ist ein super schnelles Keto-Produkt, welches man problemlos überall mit hinnehmen kann. Damit meine ich nicht die klassischen Abpackungen mit Käsescheiben, sondern einzeln verpackte Käsehappen wie z. B. Mini Babybel oder Käsestangen. Auch Harzer Käserollen sind super Proteinlieferanten mit sehr wenigen Kohlenhydraten.

Beef Jerky

Mit Recht fragen Sie sich jetzt, was um alles in der Welt denn bitte Beef Jerky ist. Beef Jerky ist ein amerikanisches Trockenfleischprodukt, welches sich in den letzten Jahren auf dem deutschen Markt etabliert hat. Inzwischen gibt es eine Vielzahl unterschiedlicher Geschmacksrichtungen wie z. B. Lemon, Chili oder Teriyaki. Erhältlich sind die Produkte an vielen Tankstellen, in Online-Shops, Sportnahrungsgeschäften und in einigen Lebensmittelgeschäften.

Proteinshakes

Wie bereits in einem vorherigen Kapitel beschrieben, können Proteinshakes eine ganze Mahlzeit ersetzen. Sie sind schnell zubereitet, schmackhaft und geben uns hochwertige Aminosäuren. Aufpeppen können Sie Ihren Shake übrigens mit anderen Zutaten. Ich persönlich mixe des Öfteren geschrotete Leinsamen in meinen Shake, um dem Körper zusätzlich Omega-3-Fettsäuren und Ballaststoffe zuzuführen.

Skyr

Skyr ist ein isländisches Milchprodukt, welches es noch nicht so lange auf dem deutschen Markt gibt. Zumindest habe ich es erst vor kurzem in unseren Supermärkten entdeckt. Es ist mit Magerquark zu vergleichen und hat einen cremig säuerlichen Geschmack. Skyr ist sehr proteinreich, enthält so gut wie gar keine Kohlenhydrate (nur ca. 4%) und ist damit echt keto-konform. Leider enthält dieses Produkt fast keine Fette, jedoch kann man den Skyr super mit Samen, Nüssen und Ölen kombinieren. Absolute Empfehlung von mir!

Schweinekrusten

Ein sehr lustiges Produkt, welches ich erst bei der Recherche zu diesem Buch entdeckt habe. Ich hätte ehrlich gesagt niemals gedacht, dass es so etwas gibt, geschweige denn, dass solch ein Produkt mal in meinem Einkaufskorb landet. Die Schweinekruste muss man sich wie kleine Chips vorstellen, die aus Speckschwarten bestehen. Sie sind sehr protein- und fettreich und enthalten so gut wie gar keine Kohlenhydrate. Kaufen können Sie diese in großen Lebensmittelketten und in Online-Shops. Damit ist Ihr nächster TV-Abend gerettet!

Ketogene Ernährung auf der Arbeit, in der Uni oder unterwegs

Jeder Diätplan ist nur gut, wenn er auch das Worst-Case-Szenario übersteht. Was bringen Ihnen Ernährungspläne, Rezepte und sonstige Tipps, wenn Sie täglich unterwegs sind und nicht wissen, wie Sie die Ernährungsform in der Praxis anwenden können?

Viele von Ihnen arbeiten im Büro, verreisen oder verbringen mal ein Wochenende auswärts. Das ist alles gar kein Problem, solange Sie es vorher planen. Spontan ketogene Lebensmittel zu finden bzw. zu besorgen gestaltet sich häufig schwieriger als gedacht. Deshalb heißt es: **Planung** und **Vorbereitung** alltäglicher Hürden ist das A und O!

Bei mir hat sich das sogenannte **Vorkochen** im Alltag bewährt. Das heißt, ich nehme mir ein paar Frischhaltedosen und koche mir mein Essen für unterwegs im Voraus. Das erspart Ihnen jede Menge Zeit und gewährleistet auch unterwegs eine optimale Versorgung. Während der ersten Tage bekommt man noch die ein oder andere blöde Bemerkung oder einen komischen Blick zugeworfen, aber danach interessiert sich niemand mehr dafür. Bei mir gibt es mittlerweile sogar schon Nachahmer. Letztendlich kommt es nicht darauf an, was Ihre Kollegen oder Freunde von Ihrer Ernährung halten. Wer täglich Fertigprodukte oder ungesundes Kantinenessen isst, sollte sich nicht über Menschen lustig machen, die Ihre Gesundheit in die eigene Hand nehmen!

Als kleine Snacks eignen sich die oben genannten Lebensmittel. Seit einiger Zeit habe ich immer ein paar Nüsse und Proteinriegel auf Arbeit, falls mich der Hunger überkommt. Doch was mache ich, wenn ich mit der Familie oder Freunden ins Restaurant gehen möchte?

Ketogene Ernährung im Restaurant

Das „Restaurant-Problem“ kennt jeder, der schon einmal eine Diät gemacht hat und es taucht häufig im Alltag auf. Egal ob deutsche, italienische oder andere internationale Restaurants: Es wird immer Gerichte geben, die keto-konform sind. Oftmals brauchen Sie nur darum bitten, ein Fleisch- oder Fischgericht ohne Beilage zu bekommen. Stattdessen wünschen Sie sich grünes Gemüse oder einen Salat ohne Dressing. Es gibt kein Restaurant auf diesem Planeten, welches Ihrem Wunsch nicht gerecht werden kann. Selbst bei McDonalds haben Sie die Möglichkeit, einen Salat und einen Burger ohne Brötchen zu bestellen. **Seien Sie flexibel und kreativ!**

Ausdauer und Motivation

Wer dauerhaft abnehmen möchte, ist am Anfang einer Diät noch hochmotiviert, hält sich 1:1 an seinen Diätplan und fährt rasch die ersten Erfolge ein. Doch sobald die Kilos nicht mehr so schnell purzeln, kehrt der Diät-Alltag ein. Man wird nachlässig, die Motivation sinkt und schnell sind mehr Kohlenhydrate auf der Rechnung als geplant und die Ketose ist pfutsch. Damit Ihnen so etwas nicht passiert und Sie sicher an Ihr Ziel kommen, gebe ich Ihnen ein paar Hinweise, die Sie befolgen sollten.

Wichtig sind an dieser Stelle zwei grundsätzliche Dinge: Ihr **Ziel** und Ihre **Dokumentation**.

Zielsetzung

Ihre Ziele sollten SMART sein, das heißt spezifisch, messbar, akzeptiert, realistisch und zeitbezogen (Englisch: specific, measurable, accepted, realistic, time bound). Ziele wie „Ich will abnehmen" oder „Ich will mich gesünder ernähren" sind schnell formuliert, jedoch viel zu unspezifisch und werden daher nicht konsequent verfolgt. Stattdessen könnte es lauten: „Bis Ende des Jahres möchte ich fünf Kilogramm abnehmen, mehrfach die Woche Sport treiben und das Gewicht anschließend langfristig halten". Besonders wichtig ist meiner Meinung nach die Messbarkeit Ihres Ziels, da Sie nur so feststellen können, wie nah Sie Ihrem Ziel überhaupt sind.

Das nächste Attribut heißt Akzeptanz. Stehen Sie hinter Ihrem Ziel oder wollen Sie nur abnehmen, weil Ihre Freunde oder Familie es so wollen? „Ab heute gehe ich jeden Tag zum Sport" oder „Ab heute esse ich nur noch vegan" hört man häufig, insbesondere zum Jahreswechsel. Bereits nach kurzer Zeit wird die Mehrzahl der Neujahrsziele nicht weiterverfolgt, da sie viel zu unrealistisch sind. Passen Sie bitte auf, dass Sie Ihre Ziele, während Sie hochmotiviert sind, nicht zu hochstecken. Ansonsten können diese einen negativen Einfluss auf Ihre Motivation haben.

Der Zeitpunkt der Zielerfüllung sollte ebenfalls vermerkt sein, ansonsten sind Diätausreden wie „Ich denke, ich fange meine Diät doch erst nach dem Urlaub an" vorprogrammiert. Schieben Sie Ihre Ziele nicht auf, es gibt häufig keinen perfekteren Zeitpunkt als das Jetzt. Und dies gilt übrigens für alle Lebensbereiche!

Dokumentation

Nachdem Sie Ihre Ziele SMART definiert haben, geht es zu Punkt 2 über: der Dokumentation. In den vorangegangenen Kapiteln habe ich bereits das Diättagebuch empfohlen. Der periodische Vergleich des IST-Zustands mit Ihren Zielen gibt unheimliche Motivation. Sobald Sie merken, dass Sie gut im Rennen liegen, schöpfen Sie Motivation und Durchhaltevermögen. Droht die Motivation zu sinken, werfen Sie einfach einen Blick auf Ihre Wünsche und Ziele und schon kann's weitergehen. Jeder wird während der Diät das eine oder andere Problem bekommen und vielleicht wird auch die Ketose mal kurzzeitig unterbrochen. In einem solchen Fall machen Sie sich bitte klar, was Sie bereits erreicht haben und warum es zu diesem Ausrutscher kam. Wichtig ist, **nicht aufzugeben** und sich seinen Zielen bewusst zu sein!

Mitmenschen mit in die Diät einbeziehen

Erzählen Sie Ihren Mitmenschen von Ihren Erfolgen. Anerkennung und Respekt wirken sich immer positiv auf das eigene Wohlbefinden aus und können Sie nochmal zusätzlich pushen.

Durchhalten durch „Wir-Gefühl"

Eine Diät ganz alleine durchzuhalten ist schwerer als zu zweit oder in einer Gruppe. Haben Sie vielleicht einen Freund oder eine Freundin, der/die Sie auf Ihrem Weg begleiten könnte? Es ist wesentlich angenehmer, jemanden zu haben, mit dem man sich regelmäßig austauschen kann. Es macht einfach viel mehr Spaß und sorgt dafür, dass man gemeinsam den steinigen Weg bestreitet und sich in Durchhänge-Phasen gegenseitig motivieren kann.

In Zeiten der sozialen Medien schließen sich auch online immer mehr Menschen zusammen. Es gibt zahlreiche Facebook-Gruppen, in denen sich Absolventen gegenseitig austauschen und unterstützen. Auch auf Instagram werden Inspiration, Motivation und Erfolg in Form von Bildern geteilt.

Zusätzlich gibt es für jeden Themenbereich des Lebens Internetforen, in denen Erfahrungen ausgetauscht werden können. Für die ketogene Diät empfehle ich Ihnen die Internetseite www.ketoforum.de.

Verlockungen aus dem Weg gehen

Klar, es ist schwierig den kleinen Versuchungen des Lebens aus dem Weg zu gehen. Versuchen Sie dennoch, möglichst viele potenzielle Ausrutscher im Keim zu ersticken. Legen Sie Süßigkeiten an einen anderen Ort, löschen Sie Ihre Lieferdienst-App auf dem Smartphone und meiden Sie gewisse Bereiche des Supermarktes. Normalerweise sollten Sie nach ein paar Tagen der ketogenen Diät kein Hungergefühl mehr verspüren. Doch bei einigen Menschen vergeht der Appetit nach bestimmten Sachen wie z. B. Schokolade wohl nie.

Jo-Jo-Effekt vermeiden

Monatelang haben Sie sich nun an Ihren Diätplan gehalten, haben Ihre Ziele und die Wunschform erreicht. Die Diät ist Ihnen mittlerweile in Fleisch und Blut übergegangen und hat sich für Sie gelohnt: Sie fühlen sich endlich wieder wohl in Ihrer eigenen Haut! Stolz präsentieren Sie die Ergebnisse Ihren Freunden und Verwandten und stoßen auf Respekt und Anerkennung. **Und jetzt?**

Ich werde Ihnen einmal erzählen, was die Mehrheit nach Ende der Diät macht: Und zwar geht es wieder zurück zu alten Essgewohnheiten. „Endlich wieder Kohlenhydrate“ denken sich viele Absolventen und wollen sich für Ihre Erfolge erst einmal belohnen. Grundsätzlich habe ich nichts gegen Belohnungen, sie sind sogar enorm wichtig. Dennoch braucht man sich nicht wundern, wenn nach ein paar Wochen wieder die Kilos drauf sind und die Waage im schlimmsten Fall mehr anzeigt, als noch vor der Diät.

Darf ich vorstellen: Der **Jo-Jo-Effekt**! Nach so viel Negativität mal etwas Positives: Der Jo-Jo-Effekt ist vermeidbar und tritt bei der ketogenen Diät seltener auf, als bei anderen Diäten. Warum ist das so?

Was führt zum Jo-Jo-Effekt?

Es gibt tausende Diäten auf dem Fitness- und Gesundheitsmarkt. Ob Kohlsuppendiät, Ananasdiät oder die momentan angesagte Saft Diät, mit allen kann man ziemlich schnell Gewicht verlieren. Das Problem liegt allerdings im Detail: Neben Fett wird vor allem Muskelmasse verbrannt. Nach der Diät verbraucht der Körper dann wesentlich weniger Kalorien, da er nicht mehr so viel Energie für die Muskelfunktionen benötigt. Überschüssige Energiequellen werden, wie Sie wissen, als Fett gespeichert. Die ketogene Diät hingegen basiert auf einer hohen Fett- und Proteinzufuhr. Durch die Proteinverbindungen werden die Muskeln während der Diät geschützt und bleiben uns erhalten. Sie verbrennen anschließend weiterhin Energie und **wirken so dem Jo-Jo-Effekt entgegen**.

Darüber hinaus entscheidet sich der Erfolg und Misserfolg einer Diät nicht nur am äußeren Erscheinungsbild, sondern auch im Kopf! Es kommt auf den **richtigen Mindset** an. Habe ich gelernt, mich gesund zu ernähren? Verstehe ich, wie mein Körper funktioniert, oder folge ich nur stupide einem vorgefertigten Plan?

In vielen Fällen fehlt es einfach an Wissen und die Betroffenen kehren nach der Diät zu alten Essgewohnheiten zurück. Deshalb habe ich dieses Buch mit einem etwas „langweiligeren“ Theoriekapitel ausgestattet, welches Ihnen zum Start die Basics der Ernährung näherbringen sollte.

Was mache ich denn nun nach der Diät?

Diätkritiker behaupten des Öfteren: „Diäten machen überhaupt keinen Sinn, nur eine langfristige Umstellung der Ernährung sichert dauerhaften Erfolg!“. Dem kann ich nur teilweise zustimmen. Denn eine Diät schließt eine **langfristige gesunde Ernährun**g nicht aus. Eine Diät ist dazu da, in einem vorher definierten Zeitraum seine Ernährung auf ein bestimmtes Ziel auszurichten. Es wird dabei nicht ausgeschlossen, dass man sich außerhalb dieses Zeitraums gesund ernährt. Und genau das ist der Clou: Der Diätplan sollte immer eine „Exit-Strategie“ enthalten. Wie ernähre ich mich nach der Diät? Mache ich mit dem Sport weiter?

Orientieren Sie sich an den folgenden Punkten nach Abschluss Ihrer ketogenen Diät:

- Achten Sie auf eine gesunde und ausgewogene Ernährung. Sie haben in diesem Buch gelernt, worauf es ankommt (Stichwort: Nährstoffe).
- Passen Sie Ihre Nährstoffverteilung langsam wieder an. Erhöhen Sie Ihre Kohlenhydrate schrittweise und eskalieren Sie bitte nicht mit überschwänglichem Konsum.
- Achten Sie weiterhin auf die besprochenen Punkte: Wenig/keine Fertigprodukte, hochwertige Lebensmittel, ausreichend Mikronährstoffe und qualitativ hochwertige Makronährstoffe.
- Falls Sie Sport getrieben haben: Machen Sie weiter! Setzen Sie sich neue Ziele und schaffen Sie sich Motivation, weiterhin gesund zu leben.
- Setzen Sie weiterhin auf angewandte Methoden: Wiegen Sie sich regelmäßig und führen Sie weiterhin eine Art Ernährungstagebuch.
- Bleiben Sie hungrig! Und damit meine ich nicht den Hunger auf Essen, sondern den Hunger nach persönlichem und gesundheitlichem Erfolg. Nach der Diät ist vor der Diät!

Kapitel 5

Rezepte

Das letzte Kapitel dieses Buches dreht sich um leckere Rezept-Ideen. Ich weiß, es ist nicht immer leicht, aufwändige Gerichte im Alltag zuzubereiten. Häufig greift man dann doch lieber zur schnelleren und einfacheren Variante. Dennoch möchte ich Ihnen ein paar Inspirationen mit auf den Weg geben. Vielleicht möchten Sie ja mal für Freunde oder Familie kochen.

Alle Rezepte sind mit Mengenangaben und Nährwertangaben versehen, damit Sie ungefähr wissen, ob das jeweilige Gericht in Ihren Plan passt. Nährwert- und Portionsangaben können selbstverständlich abweichen und dienen nur als grober Richtwert. Letztendlich kommt es auf Ihre verwendeten Produkte an. Nutzen Sie bitte Ihre eigenen Lebensmittel-Tracker (in Kapitel 4 vorgestellt), um auf Nummer sicher zu gehen. Viel Spaß und gutes Gelingen!

Bacon-Omelett

Zubereitungszeit: 20 Minuten

2 Portionen

Zutaten:

- 6 Scheiben Bacon
- 2 Frühlingszwiebeln
- 6 frische Eier (Klasse M)
- 6 Esslöffel Schlagsahne
- Salz
- Pfeffer
- Öl oder Butter

Zubereitung:

1. Den Bacon in längliche Stücke zerschneiden (ca. 3-4cm). Die Frühlingszwiebeln abwaschen und schräg in dünne Ringe schneiden. Die Eier und Sahne verrühren und mit Salz und Pfeffer würzen.
2. Den Bacon nun in einer beschichteten Pfanne ohne Zugabe von Fett knusprig anbraten. Danach aus der Pfanne nehmen und auf einem Stück Küchenpapier abtropfen lassen.
3. Die Frühlingszwiebeln im übrigen Fett des Bacons kurz andünsten und die Eier-Sahne-Mixtur hinzugießen. Das Ganze nun bei mittlerer Hitze braten und mit einem Pfannenwender mehrmals in die Mitte der Pfanne schieben. Nun die Pfanne abdecken und kurz garen lassen (1-2 min).
4. Das Omelett nun mit den Bacon-Streifen belegen und anschließend zusammengeklappt servieren.

Nährwertangaben pro Portion:

605 kcal | 5g Kohlenhydrate | 50g Fett | 34g Protein

Blaubeer-Kokosnuss-Porridge

Zubereitungszeit: 5-10 Minuten

2 Portionen

Zutaten:

- 250ml Mandelmilch
- 30g Kokosmehl
- 30g Geschrotete Leinsamen
- 1 TL Zimt
- 1 TL Vanille-Extrakt
- 10 Tropfen flüssiges Stevia
- 1 Prise Salz

Für den Belag:

- 2 EL Butter
- 60g Blaubeeren (am besten frische!)
- 2 EL Kürbiskerne
- 20g Kokosflocken

Zubereitung:

1. Die Mandelmilch auf kleiner Stufe erhitzen.
2. Geschrotete Leinsamen, Kokosmehl, Zimt und Salz hinzugeben und rühren, bis alles klumpenfrei vermixt wurde.
3. Erhitzen bis es leicht siedet. Nun das flüssige Stevia und Vanilleextrakt dazugeben.
4. Je nach Vorliebe das Porridge garen lassen (manche mögen es etwas dünner, andere etwas dickflüssiger).
5. Nun je nach Wunsch belegen. Kalte Butter, Blaubeeren und Kokosflocken habe ich Ihnen hier einmal vorgegeben. Sie können auch gerne andere Sachen wählen, wie Himbeeren, Äpfel, Nüsse, Samen oder Sirup (Tipp: es gibt sehr leckeren zuckerfreien Sirup der Firma Walden Farms).

Nährwertangaben pro Portion:
403 kcal | 13g Kohlenhydrate | 31g Fett | 10g Protein

Low-Carb Pancakes

Zubereitungszeit: 10-20 Minuten

4-6 Pancakes, je nach Pfannengröße

Zutaten:

- 2 Portionen Whey Protein mit Vanillegeschmack (ca. 45-50g)
- 2 TL Backpulver
- ¼ TL Salz
- 1 EL Kokosmehl
- 2 frische Eier (Klasse M)
- ¼ TL Vanilleextrakt
- 4 EL Butter
- 1 EL Schlagsahne
- 15ml Kokosöl
- Optional: Nüsse, Schokostücke, Bacon, Beeren

Zubereitung:

1. Das Proteinpulver, Backpulver, Salz und das Kokosmehl vermengen und zusammen beiseitestellen.
2. Die Eier, das Vanilleextrakt, die Butter und die Schlagsahne vermengen.
3. Nun alles zusammen in ein Gefäß geben und nur leicht mischen. Der Teig sollte noch klumpig sein, deshalb nicht zu stark rühren!
4. In den Teig können Sie nun beliebige Zutaten wie Nüsse, Schokostücke, Bacon oder Beeren hinzufügen. Das ist Ihnen überlassen. Sie können Zutaten übrigens auch als Topping zum Schluss erst hinzufügen.
5. Eine Pfanne erhitzen und mit Öl einfetten. In diesem Beispiel verwenden wir Kokosöl.
6. Den Teig portionsweise in die Pfanne geben und solange braten, bis sich Blasen an der Oberfläche bilden. Sobald diese „platzen", können Sie den Pancake wenden.

7. Lassen Sie den Pancake eine Minute auf der Rückseite in der Pfanne. Aufpassen, dass er nicht zu lange gart!
8. Anschließend aus der Pfanne nehmen und pur genießen oder weitere Zutaten hinzufügen (ich esse meine Pancakes gerne mit zuckerfreiem Sirup). Wer es nicht so trocken mag, kann über jeden Pancake noch etwas Butter geben.

Nährwertangaben für 4-6 Pancakes:

1.057 kcal | 11g Kohlenhydrate | 82g Fett | 68g Protein

Spinat Salat mit Feta Vinaigrette Dressing

Zubereitungszeit: 15 Minuten

2 Portionen

Zutaten:

- Für den Salat:
- 80g junger Blattspinat
- 60g rote Zwiebeln
- 50g Blauschimmelkäse (z. B. Roquefort oder Gorgonzola)
- 35g gehackte Nüsse (z. B. Mandeln oder Macadamias)
- 70g Bacon (ca. 7 Streifen)

Für das Dressing:

- 20ml Olivenöl
- 10ml Rotweinessig
- 1 Knoblauchzehe
- 50g Feta-Käse
- 40g Bacon (ca. 4 Streifen)

Zubereitung:

1. Die Spinatblätter waschen, trocknen und in eine Schüssel legen.
2. Rote Zwiebeln in dünne Ringe schneiden und mit zu dem Spinat geben.
3. Die 110g Bacon anbraten (inkl. Bacon des Dressings), aus der Pfanne nehmen und in Küchenpapier abtropfen lassen.
4. Den Blauschimmelkäse, die Nüsse und den Bacon fein zerhacken. 70g des Bacons, die zerhackten Nüsse und den Käse zum Salat hinzugeben.
5. Nun für das Dressing den Knoblauch und den Feta zerkleinern und mit den restlichen Zutaten gut vermengen. Vor dem Servieren über den Salat gießen.

Nährwertangaben pro Portion:

630 kcal | 6g Kohlenhydrate | 50g Fett | 34g Protein

Griechischer Salat mit Feta

Zubereitungszeit: 15 Minuten

2 Portionen

Zutaten:

- 200g Eisbergsalat
- 1 weiße Zwiebel
- 150g Oliven
- 200g Salatgurke
- 200g Tomaten (entsprechen etwa 2 mittelgroßen Tomaten)
- 75g Feta-Käse
- 50ml Olivenöl
- Salz und schwarzer Pfeffer
- Optional: Pinienkerne, Peperoni, Paprika

Zubereitung:

1. Eisbergsalat waschen, trocknen und nach Vorliebe zerkleinern. Anschließend in eine große Salatschüssel geben.
2. Die Zwiebel, die Tomaten und Gurke klein schneiden, Oliven halbieren und alles dazugeben.
3. Feta abtropfen und in kleine Würfel schneiden. Auf den Salat geben.
4. Dressing mit Olivenöl, Salz, Pfeffer und optional Pinienkernen anrühren und über den Salat geben.

Nährwertangaben pro Portion:

630 kcal | 6g Kohlenhydrate | 50g Fett | 34g Protein

Avocado-Ziegenkäse Salat

Zubereitungszeit: 25 Minuten

3 Portionen

Zutaten:

- 200g Ziegenkäse
- 300g Salat (Eisberg- oder Feldsalat)
- 2 mittelgroße Avocados
- 200g Rispen- oder Cherrytomaten
- 3EL Balsamicoessig (nicht den dickflüssigen verwenden, da zu viele KH)
- 50ml Olivenöl
- 100ml Grapefruitsaft (alternativ: Orangensaft mit ein wenig Limettensaft mixen)
- Salz und Pfeffer (am besten Pfeffermischung)
- Optional: zuckerfreier Ahornsirup (guter Anbieter: Walden Farms)

Vorbereitung: Backofen auf 200 Grad vorheizen

Zubereitung:

1. Ziegenkäse in Scheiben schneiden und in ein hitzebeständiges Gefäß legen (für den Ofen).
2. Tomaten halbieren und mit zu dem Käse in die Form legen. Grapefruitsaft etwas pfeffern, optional den zuckerfreien Ahornsirup hinzugeben und auf dem Käse und den Tomaten verteilen.
3. Das Ganze 7 Minuten in den Ofen stellen, bis der Ziegenkäse leicht geschmolzen ist.
4. Salat waschen, trocknen und nach Vorliebe zerkleinern. Anschließend in eine große Salatschüssel geben. Avocados schälen, halbieren, Kern entfernen und in Scheiben schneiden.
5. Sobald der Ziegenkäse fertig ist, alles anrichten und mit Balsamico-Essig und Olivenöl anrichten. Leicht salzen.

Nährwertangaben pro Portion:

6471 kcal | 24g Kohlenhydrate | 38g Fett | 10g Protein

Low Carb Burgerbrötchen 'Oopsies'

Zubereitungszeit: 25 Minuten

3 Portionen

Zutaten:

- 3 frische Eier (Klasse M)
- 100g Frischkäse (am besten sehr fettreich – mind. 16 %)
- Salz
- Optional: Pfeffer, Sesam oder Quark anstelle des Frischkäses

Vorbereitung: Backofen auf 150 Grad vorheizen

Zubereitung:

1. Eigelb vom Eiweiß trennen und in eine Schale zu dem Frischkäse geben. Leicht salzen.
2. Eiweiß separat steif schlagen und anschließend unter die Frischkäse-Eigelb Mischung heben.
3. Aus dem „Teig“ nun 6 Klekse auf ein mit Backpapier belegtes Blech geben und optional mit Sesam bestreuen.
4. Bei 150 Grad ca. 20-25 Minuten backen, bis die Oopsies leicht braun sind.
5. Als Burger-Belag empfehle ich: Frikadellen, Hähnchen, Steaks, Käse, Salat, Zwiebeln, Avocado und kohlenhydratarme Soßen.

Nährwertangaben pro Portion:

170 kcal | 2g Kohlenhydrate | 14g Fett | 10g Protein

Überbackene Endivien

Zubereitungszeit: 35 Minuten

2 Portionen

Zutaten:

- 3 mittelgroße Endivien (auch Chicorée genannt)
- 100g Cheddar-Käse
- 100ml Kochsahne (mind. 35 % Fett)
- 200ml Hühnerbrühe
- 1 frisches Ei (Klasse M)
- Salz und Pfeffer

Vorbereitung: Backofen auf 180 Grad vorheizen

Zubereitung:

1. Die Endivien halbieren und die braunen Stellen entfernen.
2. Die Hühnerbrühe in einer Pfanne erhitzen und die Endivienhälften 5 Minuten darin braten.
3. In der Zwischenzeit das Ei und die Kochsahne mischen, leicht salzen und pfeffern.
4. Die Endivien aus der Pfanne nehmen, abtropfen lassen und in eine hitzebeständige Form geben.
5. Nun die Flüssigkeit über die Endivien geben und mit dem Cheddar-Käse belegen.
6. Ab damit in den Ofen für ca. 20 Minuten bei 180 Grad, bis der Käse goldbraun gefärbt ist.
7. Empfehlung: Übrigens sehr gut mit Fleisch kombinierbar!

Nährwertangaben pro Portion:

427 kcal | 8g Kohlenhydrate | 34g Fett | 23g Protein

Gemüselasagne mit Rinderhack

Zubereitungszeit: 45 Minuten

4 Portionen

Zutaten:

- 300g Rinderhack
- 100g geriebener Mozzarella
- 100g geriebener Gouda
- 100g Kirschtomaten
- 1 mittelgroße Aubergine
- 1 mittelgroße Zucchini
- 1 weiße Zwiebel
- 1 Knoblauchzehe
- 1 Packung passierte Tomaten
- 3 EL Olivenöl
- Salz, Pfeffer und Oregano

Vorbereitung: Backofen auf 180 Grad vorheizen

Zubereitung:

1. Das Gemüse gründlich waschen und in Scheiben schneiden. Die Zwiebel in kleine Würfel schneiden. Den Knoblauch ebenfalls zerkleinern.
2. Die Zwiebelwürfel mit Olivenöl (1 EL) in einer Pfanne anschwitzen und anschließend das Hackfleisch hinzugeben. Kurz anbraten und die passierten Tomaten hinzufügen. Mit Knoblauch, Oregano, Salz und Pfeffer würzen. Kurz köcheln lassen und danach aus der Pfanne nehmen.
3. Nun die Gemüsescheiben (Aubergine, Zucchini und Tomaten) ebenfalls ganz kurz anbraten (1 EL Öl).
4. Eine Auflaufform einfetten (1 EL Öl), mit Zucchinischeiben auslegen und jeweils abwechselnd mit Gemüse und der Fleisch-Tomatensoße aufschichten. Die Oberfläche sollte mit einer Lage Fleisch-Tomatenmischung enden, sodass es mit dem Käse bedeckt werden kann.
5. Die Auflaufform nun in den Ofen geben und ca. 25 Minuten garen lassen (bis der Käse goldbraun ist).

Nährwertangaben pro Portion:
495 kcal | 12g Kohlenhydrate | 37g Fett | 29g Protein

Low Carb Pizza

Zubereitungszeit: 45 Minuten

2 Portionen

Zutaten:

- Für den Boden:
- 4 frische Eier (Klasse M)
- 200g geriebener Käse (Es gibt im Supermarkt fertige Gratin/Pizza-Mischungen)
- 150g Frischkäse (mind. 16 % Fettanteil)

Für den Belag:

- 200g Tomatenstücke aus der Dose
- 50g Tomatenmark
- ½ Knoblauchzehe
- 100g Mozzarella
- Salz, Pfeffer, Oregano und Basilikum
- Ich empfehle als Belag: Salami, Thunfisch (in diesem Beispiel 100g verwendet), Hühnchen, Schinken, Feta, Oliven, Zwiebeln

Vorbereitung: Backofen auf 180 Grad vorheizen

Zubereitung:

1. Die Eier und den Frischkäse gut verrühren. Den geriebenen Käse hinzugeben und die Teigmasse auf einem ausgelegten Blech verteilen.
2. Das Blech in den Ofen geben und ca. 30 Minuten garen.
3. Währenddessen die Tomatenstücke und das Tomatenmark mit einer zerkleinerten Knoblauchzehe verfeinern und mit Salz, Pfeffer, Oregano und Basilikum würzen.

4. Nach 30 Minuten den Pizzaboden aus dem Ofen nehmen und mit der Tomatensoße bestreichen und anschließend mit den weiteren Zutaten belegen. Mit Mozzarella (optional auch anderer Käse möglich) abdecken. Die Pizza geht nun nochmals für ca. 10 Minuten in den Ofen.

Nährwertangaben pro Portion:

893 kcal | 15g Kohlenhydrate | 60g Fett | 74g Protein

Überbackene Hähnchenbrust

Zubereitungszeit: 45 Minuten

4 Portionen

Zutaten:

- 4 frische Hühnerbrüste (1 wiegt ca. 185 Gramm)
- 250g Kirschtomaten
- 200ml Sahne
- 100g Schmelzkäse
- 100g Mozzarella
- 2 EL Olivenöl
- Salz, Pfeffer und Basilikum

Vorbereitung: Backofen auf 200 Grad vorheizen

Zubereitung:

1. Die Hühnerbrüste mit Salz und Pfeffer würzen und in Olivenöl (1 EL) anbraten.
2. Kirschtomaten waschen und halbieren.
3. Die Sahne in einem separaten Topf zum Kochen bringen und den Schmelzkäse einrühren. Etwas Basilikum dazugeben, salzen und pfeffern.
4. Eine hitzebeständige Auflaufform mit Öl (1 EL) einfetten, die Tomaten und das Fleisch darin positionieren und mit der Sahne-Käse-Soße übergießen.

5. Nun den Mozzarella über dem Fleisch verteilen. Optional weitere Käsesorten oder Butterflocken möglich. Für 30 Minuten im Ofen garen.

Nährwertangaben pro Portion:

551 kcal | 6g Kohlenhydrate | 36g Fett | 86g Protein

Ketogenes Sushi

Zubereitungszeit: 25 Minuten

Ergibt ca. 5 Rollen

Zutaten:

- Ca. 450g Blumenkohl
- 200g Frischkäse
- 1 EL Reisessig
- 1 EL Sojasoße
- 3 Nori-Blätter (Algenblätter für das Sushi, erhältlich in großen Supermärkten und Asia-Läden)
- ½ Gurke
- ½ Avocado
- 150g Räucherlachs (optional Thunfisch oder Meeresfrüchte)

Zubehör: Eine Bambusmatte für das Rollen des Sushis. Falls keine zur Hand ist, geht es mit etwas Übung auch ohne.

Zubereitung:

1. Den Blumenkohl zerkleinern (falls vorhanden, eine Küchenmaschine nutzen), da dieser später als Reis-Ersatz genutzt wird. Waschen und in einer Pfanne anbraten. Dazu etwas Sojasoße geben.
2. Anschließend aus der Pfanne nehmen und abkühlen lassen. Danach den Frischkäse und den Reisessig unter den Reis-Ersatz rühren. Im Kühlschrank komplett abkühlen lassen.
3. Nun die Gurke und die Avocado in Streifen schneiden.
4. Das Nori-Blatt mit der rauen Seite nach oben auf die Bambusmatte legen und mit der Frischkäse-Reis-Mischung belegen. Am oberen Rand ca. 2-3cm Platz lassen, damit sich die Rolle später gut schließen lässt. Den Lachs in feine Streifen schneiden und zusammen mit Gurke und/oder Avocado in die Rolle legen (im unteren Teil des Blattes).
5. Die Rolle nun fest zusammenrollen und verschließen. Dazu passt Wasabi- oder Sojasoßendip.

Nährwertangaben pro Sushi-Rolle:

114 kcal | 4g Kohlenhydrate | 10g Fett | 8g Protein

Pizza-Frischkäse-Kugeln (super schnell)

Zubereitungszeit: 10 Minuten

Ergibt ca. 6 Kugeln

Zutaten:

- 120g Frischkäse
- 14 Scheiben Peperoni Salami
- 8 Schwarze oder Grüne Oliven
- 2 EL Pesto „Getrocknete Tomaten"
- 2 EL Basilikum
- Salz und Pfeffer

Zubehör: Kleine Holzspieße oder Zahnstocher

Zubereitung:

1. Die Salami und die Oliven klein schneiden.
2. Den Frischkäse mit dem Pesto und Basilikum verrühren. Salami und Oliven hinzufügen und unterheben.
3. Mit Salz und Pfeffer abschmecken und in kleine Kugeln formen. Die Kugeln können Sie auf eine Salami-Scheibe setzen und mit einer Olive garnieren. Der Zahnstocher dient zur Fixierung.
4. Optional: Kleine Samen oder Nüsse ergänzen!

Nährwertangaben pro Kugel:

162 kcal | 3g Kohlenhydrate | 13 Fett | 9g Protein

Knusprige Chicken Wings

Zubereitungszeit: 45 Minuten

Ergibt ca. 20 Chicken Wings

Zutaten:

- 20 Chicken Wings (roh, ohne Würzung)
- 60g Butter
- 1 TL Backnatron
- 2 TL Backpulver
- 1 EL Salz

Vorbereitung: Ofen auf 230 Grad vorheizen

Zubereitung:

1. Die Chicken Wings in eine Plastiktüte (Gefriertüren eignen sich hervorragend) geben und mit Backpulver, Backnatron und dem Salz gut vermengen. Alle Flügel sollten bedeckt sein.
2. Die Chicken Wings nun auf einem Rost für den Ofen legen und so für eine Nacht in den Kühlschrank stellen. Falls der Rost nicht passt, können Sie die Wings auch auf Backpapier legen.
3. Den Frischkäse mit dem Pesto und Basilikum verrühren. Salami und Oliven hinzufügen und unterheben.
4. Die Wings nun auf einem Rost verteilen (wenn nicht schon geschehen) und für 20 Minuten im Ofen knusprig backen. Danach einmal wenden und nochmals für 15 Minuten in den Ofen geben. Am Ende mit Butter bestreichen.
5. Dazu können Sie Ihren Lieblings-Dip genießen (auf die Kohlenhydrate aufpassen – Low Carb Dips gibt's im Internet)

Nährwertangaben für 5 Chicken Wings:
682 kcal | 8g Kohlenhydrate | 45g Fett | 64g Protein

Grüner Smoothie

Zubereitungszeit: 10 Minuten

1 Portion

Zutaten:

- ½ mittelgroße Avocado (ca. 75g)
- 15g Spinat
- 120ml ungesüßte Kokosmilch
- 150ml Wasser
- 1 TL Vanille-Extrakt
- 1 EL Kokosöl oder 1 EL MCT Öl
- 5 Tropfen flüssiges Stevia
- Optional: 1 TL Matcha Pulver (Grüntee-Extrakt)

Zubereitung:

1. Die Avocado halbieren und den Kern entfernen.
2. Alle Zutaten nun in den Mixer geben, ein paar Eiswürfel hinzufügen und gut durchmixen.
3. Smoothie nun in ein Glas füllen und kalt genießen.

Nährwertangaben für 1 Portion:
278 kcal | 9g Kohlenhydrate | 27g Fett | 1g Protein

Bulletproof Kaffee

Zubereitungszeit: 5 Minuten

1 Portion

Erklärung:

Der Bulletproof Coffee kommt aus dem amerikanischen Raum und dient als Mittel zur Fettverbrennung. Er hilft dabei, die Ketose aufrechtzuerhalten, steigert die Konzentrationsfähigkeit und sorgt für ein angenehmes Sättigungsgefühl. Man sollte darauf achten, sich wirklich an das Rezept zu halten.

Zutaten:

- 2 EL Butter von grasgefütterten Kühen (Ja, grasgefütterte Kühe! z. B. Kerrygold)
- 1 EL MCT-Öl oder Kokosöl
- Frisch gekochter Kaffee (z. B. Filterkaffee oder Espresso)
- Optional: Zimt, Vanille, Kakaopulver, zuckerfreie Sirupe oder Süßstoff

Zubereitung:

1. Frischen Kaffee kochen und in eine Tasse füllen.
2. Butter und MCT-Öl (alternativ Kokosöl) in den Kaffee geben und mixen, bis alles flüssig ist.
3. Optional mit Zimt, Vanille oder anderen Dingen verfeinern.

Nährwertangaben für 1 Portion:

345 kcal | 0g Kohlenhydrate | 39g Fett | 0g Protein

Erdbeer-Kokos-Smoothie

Zubereitungszeit: 10 Minuten

1 Portion

Zutaten:

- 250ml ungesüßte Kokosmilch
- 100ml Sahne
- 100g Erdbeeren (entspricht ca. 5 mittelgroßen Erdbeeren)
- 2 EL zuckerfreier Vanillesirup

Zubereitung:

1. Alle Zutaten in einen Mixer geben und Eiswürfel hinzufügen.
2. Gut durchmixen, bis die Erdbeeren zerkleinert wurden und in ein Glas füllen.

Nährwertangaben für 1 Portion:
392 kcal | 14g Kohlenhydrate | 32g Fett | 3g Protein

Ketogener Pudding

Zubereitungszeit: 10 Minuten

3 Portionen

Zutaten:

- 200g Frischkäse (am besten sehr fettreich – mind. 16 %)
- 120ml Sahne
- 4 Tropfen flüssiges Stevia
- 1 EL zuckerfreier Sirup (Geschmacksrichtung variabel)
- Optional: Nüsse oder dunkle Schokolade

Zubereitung:

1. Alle Zutaten in eine Schüssel geben und gut durchmixen.
2. Anschließend auf drei Schälchen verteilen.

Nährwertangaben für 1 Portion:
280 kcal | 3g Kohlenhydrate | 26g Fett | 4g Protein

Blaubeer-Eiscreme

Zubereitungszeit: 10 Minuten

2 Portionen

Zutaten:

- 100ml Crème fraîche
- 200ml Sahne (mindestens 40 % Fettanteil)
- 100g Blaubeeren
- ½ EL Vanillepulver
- 1 Eigelb

Zubereitung:

1. Die Sahne bis sie fest/steif wird schlagen. Das gleiche anschließend mit der Crème fraîche machen (beide einzeln, da sie unterschiedlich lange brauchen, bis sie fest werden).
2. Nun alle Zutaten mixen, bis die Blaubeeren zerkleinert sind.
3. In eine Schale geben und für ca. eine Stunde im Frost lassen.
4. Anschließend die Eiscreme mit Blaubeeren garnieren.

Nährwertangaben für 1 Portion:
508 kcal | 12g Kohlenhydrate | 49g Fett | 5g Protein

Schoko-Makronen-Kugeln

Zubereitungszeit: 30 Minuten

20 Portionen

Zutaten:

- 120g Mandelmehl
- 30g Kokosmehl
- 30g Kakaopulver
- ½ TL Backpulver
- 40g Erythritol (gibt's in den großen Drogerien und im Internet)
- 40g Kokosraspeln
- ¼ TL Salz
- 2 frische Eier (groß, Klasse L)
- 50ml Kokosöl
- 1 TL Vanille-Extrakt

Vorbereitung: Ofen auf 180 Grad vorheizen

Zubereitung:

1. Das Mandelmehl, Backpulver, Erythritol und die Kokosraspeln in einer Schale gut vermengen.
2. Kokosmehl und Kakaopulver dazugeben und weiterrühren, bis die Zutaten gut vermengt wurden.
3. Die restlichen Zutaten hinzufügen und ebenfalls gut verrühren.
4. Anschließend den Teig in kleine Kugeln formen und diese auf ein mit Backpapier ausgelegtes Blech legen. 15–20 Minuten im Ofen backen. Danach abkühlen lassen und mit Kokosraspeln bestreuen.

Nährwertangaben für 1 Portion:

94 kcal | 1g Kohlenhydrate | 8g Fett |3g Protein

Bonus

Achtung: Alle Nährwertangaben sind gerundet und können von Produkt zu Produkt abweichen, da Produzenten unterschiedliche Verfahren zur Herstellung verwenden. Die genauen Nährwerte finden Sie in 99 % der Fälle auf der Rückseite der Lebensmittelverpackung.

Durch unterschiedliche Endgeräte kann es bei der Darstellung der nachfolgenden Tabellen zu Problemen kommen. Falls die Tabellen bei Ihnen nicht korrekt angezeigt werden, versuchen Sie entweder die Schriftgröße auf Ihrem Gerät zu verkleinern oder die Inhalte im Querformat zu betrachten.

Öle	kcal pro 100g	Fette	Pro-teine	Kohlen-hydrate	Omega-3-Anteil
Chiaöl	450	32g	23g	2g	20,3g
Hanföl	910	100g	0g	0g	17g
Kokosöl	862	100g	0g	0g	0g
Kürbiskernöl	900	100g	0g	0g	0g
Leinöl	884	100g	0g	0g	55g
MCT-Öl	900	100g	0g	0g	-
Olivenöl	884	100g	0g	0g	0,9g
Rapsöl	884	100g	0g	0g	10g
Sesamöl	884	100g	0g	0g	0,7g
Sojaöl	763	100g	0g	0g	7,7g
Trauben-kernöl	884	100g	0g	0g	0,5g
Walnussöl	884	100g	0g	0g	13g

Fisch und Meeres-früchte	kcal pro 100g	Fette	Pro-teine	Kohlen-hydrate	Omega-3-Anteil
Aal	236	15g	24g	0g	1g
Austern	199	13g	9g	12g	0,5g
Flunder	95	3g	17g	0g	0,9g
Forelle	190	8g	27g	0g	0,7g
Garnelen	102	2g	20g	1g	0,3g
Heilbutt	95	2g	20g	0g	0,4g
Hering	193	18g	8g	0g	2,5g
Kabeljau	77	1g	17g	0g	0,3g
Krebstiere	91	1g	19g	1g	-
Lachs	208	13g	20g	0g	1,9g
Makrele	262	18g	24g	0g	2,8g
Miesmuscheln	56	2g	10g	0g	0,7g
Sardine	208	11g	25g	0g	1,6g
Sprotte	214	17g	17g	0g	1,4g
Thunfisch	184	6g	30g	0g	5g

Milcherzeugnisse	kcal pro 100g	Fette	Proteine	Kohlen-hydrate
Brie-Käse	334	28g	23g	0g
Butter	741	83g	1g	1g
Cheddar-Käse	402	33g	25g	1g
Emmentaler-Käse	397	31g	29g	0g
Frischkäse (z. B. Philadelphia)	235	22g	6g	4g
Gouda-Käse	331	25g	26g	1g
Griechischer Joghurt	116	9g	3g	4g
Leerdammer-Käse	352	28g	26g	0g
Mascarpone-Käse	420	42g	4g	4g
Mozzarella-Käse	263	21g	17g	2g
Parmesan-Käse	374	26g	36g	0g
Sahne	292	30g	2g	3g
Saure Sahne	116	10g	3g	3g
Schafskäse	273	22g	21g	1g
Speisequark (40 % Fett i.Tr.)	143	11g	11g	3g
Vollmilch 3.5 %	65	4g	3g	5g
Ziegenkäse	364	30g	22g	3g

Nüsse und Samen	kcal pro 100g	Fette	Proteine	Kohlen-hydrate
Cashewkerne	553	44g	19g	30g
Erdnüsse	567	49g	26g	16g
Haselnusskerne	635	61g	12g	6g
Kürbiskerne	464	19g	19g	54g
Leinsamen	488	36g	22g	8g
Macadamia-Nüsse	718	76g	8g	14g
Mandeln	576	49g	21g	22g
Pekannüsse (Paranuss)	656	66g	14g	12g
Pinienkerne	674	60g	13g	20g
Pistazien	562	45g	20g	28g
Sonnenblumenkerne	596	49g	27g	12g
Walnüsse	716	69g	14g	6g

Fleisch und Ei	kcal pro 100g	Fette	Proteine	Kohlen-hydrate
Ei	155	11g	13g	1g
Entenfleisch	227	17g	18g	0g
Gänsefleisch	342	31g	15g	0g
Hähnchenfleisch	111	1g	25g	0g
Kalbfleisch	172	8g	24g	0g

Kaninchenfleisch	142	6g	22g	0g
Lammfleisch	294	21g	25g	0g
Leber	165	4g	26g	4g
Putenfleisch	133	5g	22g	0g
Rindfleisch	250	15g	26g	0g
Schinken	145	6g	21g	2g
Schweinefleisch	242	14g	27g	0g
Speck/Bacon	541	42g	37g	1g
Wiener Wurst	230	19g	11g	3g

Gemüse und Hülsenfrüchte	kcal pro 100g	Fette	Proteine	Kohlen-hydrate
Avocado	138	13g	1g	4g
Blumenkohl	25	0g	2g	5g
Brokkoli	34	0g	3g	7g
Champignons	19	0g	3g	1g
Eisbergsalat	14	0g	1g	3g
Feldsalat	21	0g	2g	4g
Gelberbsen	309	2g	23g	49g
Grüne Bohnen	32	0g	2g	5g
Gurke	16	0g	1g	4g
Karotten	41	0g	1g	10g

Kichererbsen	364	6g	19g	61g
Knoblauch	149	1g	6g	33g
Kürbis	26	1g	2g	6g
Oliven	115	11g	1g	6g
Sellerie	16	0g	1g	3g
Sojabohnen	446	20g	36g	30g
Spargel	20	0g	2g	4g
Spinat	23	0g	3g	4g
Tomaten	18	0g	1g	4g
Zwiebeln	40	0g	1g	9g

Haftungsausschluss

Dieses Buch enthält Meinungen und Ideen des Autors und hat die Absicht, Menschen hilfreiches und informatives Wissen zu vermitteln. Die enthaltenen Strategien passen möglicherweise nicht zu jedem Leser, und es gibt keine Garantie dafür, dass sie auch wirklich bei jedem funktionieren. Die Benutzung dieses Buchs und die Umsetzung der darin enthaltenden Informationen erfolgt ausdrücklich auf eigenes Risiko. Haftungsansprüche gegen den Autor für Schäden materieller oder ideeller Art, die durch die Nutzung oder Nichtnutzung der Informationen bzw. durch die Nutzung fehlerhafter und/oder unvollständiger Informationen verursacht wurden, sind ausdrücklich ausgeschlossen. Das Werk, inklusive aller Inhalte, gewährt keine Garantie oder Gewähr für Aktualität, Korrektheit, Vollständigkeit und Qualität der bereitgestellten Informationen. Druckfehler und Fehlinformationen können nicht vollständig ausgeschlossen werden.

Medizinischer Haftungsausschluss

Die hier dargestellten Inhalte dienen ausschließlich der neutralen Information, Weiterbildung und Unterhaltung. Sie stellen keine Empfehlung oder Bewerbung der beschriebenen oder erwähnten diagnostischen Methoden oder Behandlungen dar. Der Text ersetzt keinesfalls eine medizinische Beratung durch einen Arzt oder Apotheker und er darf nicht als Basis zur eigenständigen Diagnose und Beginn, Änderung oder Beendigung einer Behandlung von Krankheiten verwendet werden. Bei gesundheitlichen Fragen, Beschwerden oder Problemen konsultieren Sie immer Ihren Arzt! Der Autor kann für etwaige Schäden jeder Art aus keinem Rechtsgrund eine Haftung übernehmen.

Impressum

Tom Schmidt
c/o Papyrus Autoren-Club,
R.O.M. Logicware GmbH
Pettenkoferstr. 16-18
10247 Berlin.

Inhaltlich verantwortlich gemäß §6 MDStV: Tom Schmidt
Covergestaltung und -konzept: Creativelog | Fiverr
Coverbild: Jacek Chabraszewski | shutterstock

Jahr der Veröffentlichung: 2016

Verantwortlich für den Druck: Amazon Distribution GmbH, Leipzig

17453062R00045

Printed in Poland
by Amazon Fulfillment
Poland Sp. z o.o., Wrocław